哈洛新知
Hello Knowledge

知识就是力量

U0278799

牛 津 科 普 系 列

进食障碍

[美]B.蒂莫西·沃尔什

[美]伊夫琳·阿蒂亚

[美]德博拉·R.格拉索弗/著

陈珏　彭素芳　韩慧琴　彭毅华　亢清/译

华中科技大学出版社
http://press.hust.edu.cn

中国·武汉

湖北省版权局著作权合同登记　图字：17-2023-055 号

图书在版编目（CIP）数据

进食障碍 /（美）B. 蒂莫西·沃尔什，（美）伊夫琳·阿蒂亚，（美）德博拉·R. 格拉索弗著；陈珏等译 . 一武汉：华中科技大学出版社，2023. 8
（牛津科普系列）
ISBN 978-7-5680-9232-6

Ⅰ . ①进⋯　Ⅱ . ①B⋯　②伊⋯　③德⋯　④陈⋯　Ⅲ . ①厌食－精神障碍－诊疗
Ⅳ . ① R442.1

中国国家版本馆 CIP 数据核字（2023）第 083843 号

[美]B. 蒂莫西·沃尔什
进食障碍　　　　　　　　　　　　　　　[美] 伊夫琳·阿蒂亚
Jinshi Zhang'ai　　　　　　　　　　[美] 德博拉·R. 格拉索弗　著

陈珏　彭素芳　韩慧琴　彭毅华　亢清　译

策划编辑：杨玉斌
责任编辑：左艳葵　杨玉斌　　　　　　　　装帧设计：陈　露
责任校对：阮　敏　　　　　　　　　　　　责任监印：朱　玢

出版发行：华中科技大学出版社（中国·武汉）　　电话：（027）81321913
　　　　　武汉市东湖新技术开发区华工科技园　　邮编：430223

录　　排：华中科技大学惠友文印中心
印　　刷：湖北金港彩印有限公司
开　　本：880 mm×1230 mm　1/32
印　　张：9.875
字　　数：165 千字
版　　次：2023 年 8 月第 1 版第 1 次印刷
定　　价：88.00 元

翻译团队

上海市精神卫生中心(SMHC)进食障碍诊治中心

陈珏,彭素芳,韩慧琴,彭毅华,亢清

团队简介

  SMHC进食障碍诊治中心成立于2017年9月1日,是国内首个"进食障碍诊治中心",是上海市精神卫生中心的特色亚专科,由陈珏博士担任负责人。该中心采用基于家庭合作的多阶段全程干预模式,针对进食障碍的多因素病因,在全面评估基础上采用营养治疗、心理治疗、药物治疗等相结合的多学科合作的综合性治疗,获得良好疗效。中心还深入开展进食障碍病理机制研究与临床治疗研究,与美国、英国、德国、法国、澳大利亚等国的进食障碍中心有着广泛、深入的教学培训、临床与科研合作,使得进食障碍的诊治和研究水平与国际接轨。

主译简介

  陈珏,主任医师、博士生导师,上海市精神卫生中心临床心理科主任,进食障碍诊治中心负责人,国家精神疾病医学中心心身医学重点专科负责人。中国心理学会注册心理督导师,中国心理卫生协会首批认证督导师。中华医学会心身医学分会常委、进食障碍协作学组组长，中国社会心理学会婚姻与家庭心理学专业委员会副主委，中国心理卫生协会心理治疗与心理咨询专业委员会家庭治疗学组副组长，中国医药教育协会心理与精神健康教育委员会副主委，中国心理卫生协会精神分析专业委员会委员，上海市医学会行为医学专科分会副主委。

从事进食障碍等心身障碍的临床诊治和研究工作 25 年。曾在美国哈佛大学医学院、斯坦福大学、加州大学圣迭戈分校，英国诺丁汉大学，德国海德堡大学做访问学者，学习国际上先进的进食障碍治疗模式，并整合进中国模式。于 2017 年成立了全国第一个"进食障碍诊治中心"，从国际上引进多种循证有效的治疗进食障碍的心理疗法，包括认知行为疗法（CBT）、辩证行为疗法（DBT）、基于家庭的治疗（FBT）、美国心智研究所短程心理治疗等，并邀请国际专家来国内开展系列培训，是中国推广进食障碍循证疗法的先行者之一。

主持和参与进食障碍相关的国家级、市级和国际合作等课题 20 余项，发表论文 130 余篇，主译专著 7 部，主编《进食障碍》专著 1 部，参编《中国进食障碍防治指南》等专著 10 余部。作为进食障碍国际知名专家，受邀担任国际著名的 4 本进食障碍 SCI 期刊编委，为提高我国进食障碍防治和研究水平起到积极推动作用。

总序

欲厦之高,必牢其基础。一个国家,如果全民科学素质不高,不可能成为一个科技强国。提高我国全民科学素质,是实现中华民族伟大复兴的中国梦的客观需要。长期以来,我一直倡导培养年轻人的科学人文精神,就是提倡既要注重年轻人正确的价值观和思想的塑造,又要培养年轻人对自然的探索精神,使他们成为既懂人文、富于人文精神,又懂科技、具有科技能力和科学精神的人,从而做到"物格而后知至,知至而后意诚,意诚而后心正,心正而后身修,身修而后家齐,家齐而后国治,国治而后天下平"。

科学普及是提高全民科学素质的一个重要方式。习近平总书记提出:"科技创新、科学普及是实现创新发展的两翼,要把科学普及放在与科技创新同等重要的位置。"这一讲话历史性地将科学普及提高到了国家科技强国战略的高度,充分地显示了科普工作的重要地位和意义。华中科技大学出版社组织翻译出版"牛津科普系列",引进国外优秀的科普作品,这是一件非常有意义的工作。所以,当他们邀请我为这套书作序时,我欣然同意。

人类社会目前正面临许多的困难和危机,这其中许多问题和危机的解决,有赖于人类的共同努力,尤其是科学技术的发展。而科学技术的发展不仅仅是科研人员的事情,也与公众密切相关。大量的事实表明,如果公众对科学探索、技术创新了解不深入,甚至有误解,最终会影响科学自身的发展。科普是连接科学和公众的桥梁。"牛津科普系列"着眼于全球现实问题,多方位、多角度地聚焦全人类的生存与发展,探讨现代社会公众普遍关注的社会公共议题、前沿问题、切身问题,选题新颖,时代感强,内容先进,相信读者一定会喜欢。

科普是一种创造性的活动,也是一门艺术。科技发展日新月异,科技名词不断涌现,新一轮科技革命和产业变革方兴未艾,如何用通俗易懂的语言、生动形象的比喻,引人入胜地向公众讲述枯燥抽象的原理和专业深奥的知识，从而激发读者对科学的兴趣和探索，理解科技知识，掌握科学方法，领会科学思想，培养科学精神，需要创造性的思维、艺术性的表达。"牛津科普系列"主要采用"一问一答"的编写方式，分专题先介绍有关的基本概念、基本知识，然后解答公众所关心的问题，内容通俗易懂、简明扼要。正所谓"善学者必善问"，"一问一答"可以较好地触动读者的好奇心，引起他们求知的兴趣，产生共鸣，我以为这套书很好地抓住了科普的本质，令人称道。

王国维曾就诗词创作写道："诗人对宇宙人生，须入乎其内，又须出乎其外。入乎其内，故能写之。出乎其外，故能观之。入乎其内，故有生气。出乎其外，故有高致。"科普的创作也是如此。科学分工越来越细，必定"隔行如隔山"，要将深奥的专业知识转化为通俗易懂的内容，专家最有资格，而且能保证作品的质量。"牛津科普系列"的作者都是该领域的一流专家，包括诺贝尔奖获得者、一些发达国家的国家科学院院士等，译者也都是我国各领域的专家、大学教授，这套书可谓是名副其实的"大家小书"。这也从另一个方面反映出出版社的编辑们对"牛津科普系列"进行了尽心组织、精心策划、匠心打造。

我期待这套书能够成为科普图书百花园中一道亮丽的风景线。

是为序。

杨叔子

（总序作者系中国科学院院士、华中科技大学原校长）

译者序

随着社会的发展进步，人们的生活方式发生着日新月异的变化，尤其在近些年的我国，便捷的外卖和畅通的物流让美食触手可得，与此同时，减肥、健身、塑形、整容整形越来越成为时尚。在此过程中，人们对身材的评判标准越来越严苛；而微博、抖音、小红书等社交媒体的广泛应用，让"A4腰""直角肩""锁骨放硬币""反手摸肚脐"等畸形的审美观念快速广泛地传播，影响着越来越多的当代人，尤其是青少年和年轻的成年女性，一些人倍感"身材焦虑"。这些都对进食障碍的发展起着推波助澜的作用。近年来，我国进食障碍患病率明显增加，并呈逐年上升趋势。

进食障碍是精神疾病中死亡率最高（死亡率高达 5%～20%）的疾病之一，且容易慢性化和反复发作。如何战胜进食障碍,不仅是患者及其家属需要面对的难题,也是专业人员亟须攻克的难题。《孙子兵法·谋攻篇》中提到,"知彼知己,百战不殆;不知彼而知己,一胜一负;不知彼不知己,每战必败。"面对进食障碍这个强大的"敌人",我们要想战胜它,就需要掌握它的特点以及弱点。本书正是全面了解进食障碍的第一堂"必修课"。

本书内容广泛、信息量大,且前沿性强。全文分成三部分:第一部分主要从解答进食障碍的特点、易患人群、病因、影响因素、共病、儿童进食障碍、肥胖等方面的问题来直面"进食障碍"事实;第二部分主要从解答进食障碍的治疗方案、治疗提供者、药物治疗、心理治疗、其他治疗、康复、预防等方面的问题来介绍进食障碍者可以采取的治疗和康复行动;第三部分主要从解答治疗神经性厌食症的新药奥氮平、认知神经科学、遗传学等方面的问题来讨论当前进食障碍研究的热点问题。本书全方位地对进食障碍进行深入浅出的介绍,将具有循证证据的结论通过通俗易懂的文字清晰而准确地呈现出来,是一本普通大众了解进食障碍知识的"指南级"科普问答读物。

本书的三位作者,B. 蒂莫西·沃尔什、伊夫琳·阿蒂亚和德博拉·R. 格拉索弗,是走在进食障碍治疗和研究最前沿的国际著名专家,他们将国际上进食障碍的诊治的最新进展和研究成果,用通俗易懂的科普语言传递了出来。他们及他们所带领的临床研究团队,是我们学习的榜样。从事进食障碍的诊治和研究工作 20 余年来,我的工作热情有增无减,随着临床经验的积累和研究的开展,我和我们团队对进食障碍的认识和理解也越来越深入,同时发现了更多的未知领域、产生了更多的研究问题,这指引着我们更加孜孜不倦地探索,从而解答更多的研究问题。

感谢本书的其他四位译者——彭素芳、韩慧琴、彭毅华和亢清,他们均是上海市精神卫生中心进食障碍诊治中心的精神科医生,他们在进食障碍的治疗和研究方面有着丰富的经验,曾主译或参与翻译过多本专业著作,他们对本书的文字内容有着准确的理解和传递。

对于刚刚接触进食障碍的专业人员(包括医生、护士、营养师、心理治疗师、社会工作者等)、进食障碍患者及其照料者、学校辅导员、儿童和青少年家长,以及对进食障碍好奇的大众来说,本书都是一本非常实用的、专业的,且具有科普教育性质的必读书。

希望大家能喜欢这本书,更加希望这本书能为那些因进食障碍而深陷痛苦的患者及其照料者提供科学的帮助和支持,使他们更有勇气、更有信心、更有耐心去战胜进食障碍。

陈珏

医学博士,主任医师,博士生导师

上海市精神卫生中心临床心理科主任

进食障碍诊治中心负责人

中华医学会心身医学分会进食障碍协作学组组长

2023 年 4 月 9 日于上海

致谢

感谢多年来与我们一起工作的患者及其家人,他们教会了我们很多,激励我们不断提问,并提醒我们从进食障碍中完全康复是可能的。同样感谢牛津大学出版社的萨拉·哈林顿(Sarah Harrington),感谢她建议我们撰写本书,在收到我们的初稿后阅读所有章节,并给了我们非常好的反馈。最后,感谢哥伦比亚大学和其他国内国际机构的同仁们,没有他们,关于进食障碍的知识就不会进步。

目录

第一部分 直面事实，戳穿谎言

1 什么是进食障碍？   3

如何诊断进食障碍？   4

进食障碍包括哪些类型？   5

为什么在 DSM-5 中描述了这么多种类型的进食障碍？   12

哪些进食问题没有被列入进食障碍清单？   12

为什么我们需要这么多不同的标签？   14

我们确定这些标签是正确的吗？   15

进食障碍的共同核心因素是什么？   18

正常的进食是怎样的？   19

进食障碍和进食紊乱有什么区别？   21

为什么弄清楚一个人是否患有进食障碍是很重要的呢？   23

不同地方的人对进食障碍的描述和感受是否都是一样的呢？   25

重点聚焦：正视事实   27

2   哪些人会患上进食障碍?   29

进食障碍有多普遍?   30

进食障碍只有有限的几种类型吗?   32

是否有特定人群对进食障碍有免疫力?   33

进食障碍只是在青少年中存在的问题吗?   34

进食障碍只是在富裕阶层中存在的问题吗?   35

进食障碍的发展如何受到文化的影响?   36

有没有人特别容易患上进食障碍?   37

男性对进食障碍有免疫力吗?   39

进食障碍正在增多吗?   40

重点聚焦:了解进食障碍的患病率   42

3   如何知道你或你关心的人是否患有

**   进食障碍?**   45

在什么样的情况下,你或者你关心的人应该接受评估?   46

谁来评估进食障碍?   50

评估过程是怎样的? 有没有测验可以证明某人患有

    进食障碍?   51

还有哪些疾病与进食障碍的情况类似?   53

患有进食障碍的人还可能出现其他哪些状况?   55

重点聚焦：明确问题的性质　　　　　　　　　　　56

4　是什么因素诱发了进食障碍？　　　　　　59

进食障碍与基因有关吗？　　　　　　　　　　60

出现进食障碍是个人的过错吗？　　　　　　　62

进食障碍可以预防吗？　　　　　　　　　　　63

罹患进食障碍的风险因素有哪些？　　　　　　64

进食障碍是节食导致的吗？　　　　　　　　　65

进食障碍是家庭造成的吗？　　　　　　　　　66

进食障碍是媒体传播造成的吗？　　　　　　　67

进食障碍是受朋友影响造成的吗？　　　　　　68

重点聚焦：诱发进食障碍的原因多种多样　　　70

5　什么因素会让进食障碍的症状有所好转，

**　　或者变得更糟？　　　　　　　　　　　71**

患有进食障碍的人可以运动吗？　　　　　　　73

没有专业人员的帮助，情况有可能变好吗？　　76

为什么不用抽脂术或其他整容手术来改变外表呢？　79

社交媒体的使用如何影响进食障碍的症状？ 80

重点聚焦：什么因素会让进食障碍的症状有所好转，
或者变得更糟？ 83

**6 进食障碍与其他精神障碍存在共病
现象吗？** 85

患有进食障碍的人还可能患有其他哪些精神障碍？ 86

伴发的其他精神障碍如何影响进食障碍的治疗？ 95

重点聚焦：与进食障碍共病的精神障碍 97

7 儿童会受到进食障碍的影响吗？ 99

什么是小儿喂养障碍？ 101

什么是回避性／限制性食物摄入障碍？ 102

如何治疗回避性／限制性食物摄入障碍？ 104

什么样的进食行为会给儿童带来问题？ 106

早发性神经性厌食症和典型的神经性厌食症有什么
不同吗？ 108

重点聚焦：儿童进食障碍问题 109

8　肥胖是一种进食障碍吗？　111

如何测量肥胖？　113

肥胖和进食障碍之间有什么关系吗？　114

暴食会导致肥胖吗？　114

重点聚焦：肥胖　115

第二部分　采取治疗和康复行动

9　进食障碍患者可以在哪里接受治疗？　119

住院治疗和居住式治疗有什么不同？　120

在进食障碍的住院治疗或居住式治疗期间，患者要做

　什么？　123

什么是非自愿治疗？　124

什么是门诊强化治疗？　126

门诊强化治疗和部分住院治疗的区别是什么？　126

门诊治疗有哪些选择？　127

循证治疗是什么样的治疗？　129

不同的治疗方案有什么不同？　130

这些项目的效果如何？ 133

如果治疗无效怎么办？ 134

患者都需要接受所有级别的治疗吗？ 135

治疗费用是多少？ 135

如果有人没有保险来支付治疗费用怎么办？ 137

重点聚焦：治疗方案 138

10　进食障碍的治疗由谁来提供？ 139

进食障碍治疗团队的成员有哪些人？ 140

精神科医生和其他心理治疗师的区别是什么？ 148

谁为进食障碍患者提供心理治疗？ 148

重点聚焦：治疗提供者 150

11　有没有治疗进食障碍的有效药物？ 151

治疗进食障碍的药物有哪些？ 152

药物治疗进食障碍是如何起效的？ 160

这些药物会导致体重增加吗？ 160

这些药物对大脑有损伤吗？ 161

进食障碍患者服药后多久才能起效，需要维持治疗多久？   162

治疗神经性厌食症的药物有哪些？   163

治疗神经性贪食症的药物有哪些？   165

美国食品药品管理局批准的药物有何意义？   166

治疗暴食障碍的药物有哪些？   167

重点聚焦：药物适用   168

12   哪些心理治疗对进食障碍患者最有效？   169

什么是认知行为疗法？   170

什么是暴露疗法？它可以用来治疗进食障碍吗？   175

什么是基于家庭的治疗？   178

什么是人际心理治疗？   182

什么是辩证行为疗法？   185

心理治疗一般持续多长时间？   189

心理治疗的效果会保持多久？   191

哪一种治疗方案最好，药物治疗或心理治疗，还是两者

　　兼而有之？   192

重点聚焦：心理治疗方法   194

13　还有其他有用的措施和策略？　195

什么是营养咨询？　196

什么样的自助读物是有帮助的？　198

关于精神健康的电子资源，如智能手机应用程序，

　有用吗？　204

可穿戴设备的效果如何？　210

重点聚焦：其他的治疗措施和策略　212

14　康复的表现是什么？　213

体重有多重要？　214

什么是完全康复与部分康复？　215

什么样的进食模式与康复有关？　218

为什么多样性是更充实生活的调味品？　219

怎样才能适应身体形象的新常态呢？　221

处于进食障碍恢复期的人如何应对别人的态度和评论？　223

支持小组如何帮助进食障碍患者康复？　224

重点聚焦：康复　229

15　进食障碍可以预防吗？　　231

有哪些不同类型的预防措施？　　232

普遍预防进食障碍有可能吗？　　234

进食障碍的二级预防有用吗？　　236

进食障碍的三级预防有用吗？　　237

重点聚焦：预防　　237

第三部分　进食障碍研究领域的热门主题

16　奥氮平—— 一种治疗神经性厌食症的 新药　　241

奥氮平是一种什么样的新药？　　242

这项研究是如何设计的，它发现了什么？　　243

为何药物可能有益于治疗神经性厌食症？　　245

为什么奥氮平被选为治疗神经性厌食症中值得研究的药物？

　　245

什么是随机对照试验？ 研究人员曾针对奥氮平进行过这类

研究吗？　　246

该研究发现奥氮平有用吗？ 248

为何服用奥氮平后患者的精神心理症状无变化？ 248

将奥氮平用于治疗神经性厌食症时，其合适剂量是多少？ 249

奥氮平有副作用吗？ 251

哪一类患者可以服用奥氮平？ 251

奥氮平治疗是神经性厌食症的首选治疗吗？ 252

有像奥氮平一样对神经性厌食症有效的其他药物吗？ 253

奥氮平可以用在儿童或青少年神经性厌食症患者中吗？ 253

若患有神经性厌食症，能无限期服用奥氮平吗？ 254

重点聚焦：一种新的药物选择 255

17 认知神经科学—— 进食障碍领域中
关于大脑的新兴知识 257

人们正在研究进食障碍患者的哪些大脑活动？ 259

认知神经科学如何指导进食障碍的治疗？ 265

还有其他的例子吗？ 271

重点聚焦：认知神经科学 272

18　遗传学—— 关于遗传学的新兴知识　　275

什么是基因?　　276

我们的基因有什么作用?　　277

如何研究基因?　　277

单核苷酸多态性如何帮助科学家找出有问题的基因的位置?

　　278

有关基因和精神障碍(包括进食障碍)，我们还了解到了

　哪些信息呢?　　279

重点聚焦：遗传学因素　　281

参考资料　　283

第一部分

直面事实，戳穿谎言

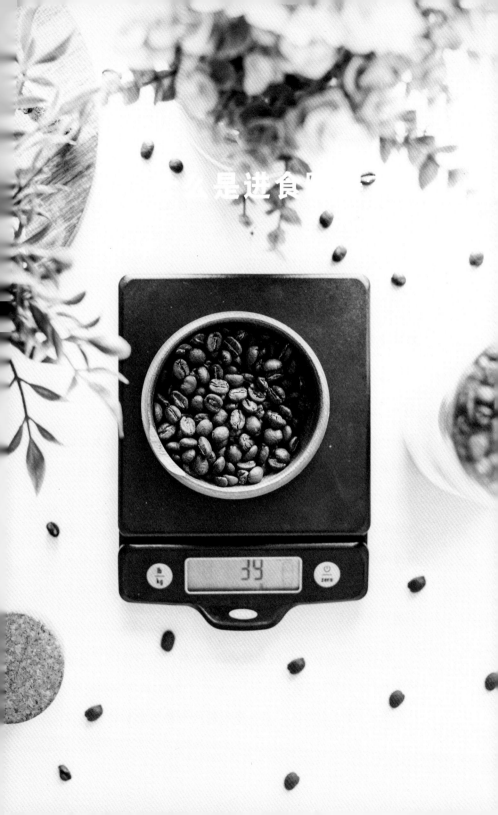

进食障碍指的是一类以进食和与进食相关的行为紊乱为特点的疾病。进食障碍对身体健康构成重大风险,并对日常功能(例如,在学校、工作或人际关系中)产生负面影响,被广泛认为是一种较为危险的精神障碍。

如何诊断进食障碍?

美国精神病学会(American Psychiatric Association, APA)出版的《精神障碍诊断与统计手册》(*Diagnostic and Statistical Manual of Mental Disorders*, DSM),是由大量临床专家(不仅仅是精神病学专家)撰写的,这些专家来自与精神健康相关的不同专业领域。DSM 描述了所有精神疾病的症状和迹象,并提供标准来指导医生诊断一个人是否患有可识别的精神障碍。DSM 自 1952 年开始用于指导临床实践,目前的DSM-5 是于 2013 年出版的。DSM 的每一次修订都旨在提高手册的实用性。

进食障碍被认为是精神障碍,因此被列入 DSM-5。进食障碍被列在"喂养和进食障碍"一章中。但是,作为一种简称,我们将在 DSM-5 的这一章中提到的所有障碍都称为进食障碍。DSM-5 中关于进食障碍的诊断标准与之前的 DSM-4 有所不同；临床专家在 DSM-5 中做出了一些修订，以便澄清一些条目并使标准适用于所有患者群体(例如，青少年和成人)。

DSM-5 被精神卫生专业人员(这里也包括临床医生)用来帮助做出正式诊断，它为所有的医疗保健提供者在对可能患有进食障碍的人做诊断评估时提供了一个相同的标准。然而，医疗保健提供者也被提醒将其作为指导手册使用，而不是唯一的标准。因此，医疗保健提供者总是利用他们的经验和最佳判断来做出诊断，即某个患者是否符合某个特定的诊断标准。

进食障碍包括哪些类型？

DSM-5 中描述的进食障碍包括神经性厌食症、神经性贪食症、暴食障碍、回避性 / 限制性食物摄入障碍、异食癖和反刍障碍等。

神经性厌食症(通常简称为厌食症)的标志性特点是热量摄入减少，从而导致：

(1) 成人异常低体重或儿童和青少年不能正常生长；

(2)害怕体重增加或变胖(或不能以支持健康体重的方式进食);

(3)对体重和体形的过度关注或扭曲性认识。

患有神经性厌食症的人通常很难认识到,吃得太少以至于无法满足身体的需要是一件很严重的事情。

大约50％患有神经性厌食症的成人经常有暴食和/或清除行为。后者是指为了清理掉吃下的食物而做出的不适当的行为,包括催吐或滥用泻药、利尿剂或灌肠剂等药物。

神经性贪食症(又称贪食症)是指体重在正常范围内或超过正常范围的人反复出现暴食和清除行为的一种疾病。这样的行为平均每周至少发生1次,持续时间超过3个月。需要强调的是,尽管"暴食"这个词有时在口语中是指过度进食,但在讨论进食障碍时,"暴食"是有一个非常具体的含义的。暴食的发作包括感觉失控(即感觉几乎不可能停下来),同时吃大量的食物(也就是大多数人都会认为是很大的食物量的情况)。

神经性贪食症患者可能会在暴食之后采取以下代偿性行为:

（1）呕吐；

（2）禁食；

（3）运动；

（4）滥用泻药等药物。

这些代偿性行为也可能发生在暴食发作之外的时间。与神经性厌食症患者一样，神经性贪食症患者也非常关注自己的体重和体形。这些与外表有关的方方面面是患有这种疾病的人思考和感知自己的主要因素，对自己的外表感到严重的不满意在这样的患者中是很常见的。

患有暴食障碍的人经常会出现如上所述的暴食发作症状，但他们不会出现清除行为。

在暴食发作期间，患有暴食障碍的人进食通常会有以下特点：

（1）进食比平时快；

（2）一直进食直到他们感觉非常饱；

（3）在他们不饿的时候进食；

（4）独自待着，因为他们对自己吃个不停感到不好意思或尴尬。

暴食的经历可能会非常令人沮丧。前来治疗的大多数(但不是全部)患有这种疾病的成人都存在超重或有肥胖问题。虽然有一些暴食障碍患者可能会很在意自己的体重或体形,但这不是普遍现象,所以在意自己的体重或体形不是诊断所必须满足的标准。

回避性/限制性食物摄入障碍患者的进食则会高度受限,有时会导致体重过低或出现医疗问题。但与神经性厌食症患者不同,这些回避性/限制性食物摄入障碍患者避免进食某些食物,不是因为担心变胖、担心体形或体重,而是基于感官的特性,如食物的纹理或颜色;或因为对与进食过程相关因素的恐惧,如可能发生窒息;或因为对食物和进食缺乏兴趣,等等。

异食癖指的是一种反复食用非营养性食物的现象,如食用污垢、油漆或纸张等,而且这种行为就其发展阶段及生活环境来说都是不恰当的。例如,一个蹒跚学步的孩子或一个生活在饥荒中的人,如果反复食用非食物类物质,就不会被认为患有异食癖。

反刍障碍的特征是反复反刍食物(也就是说,把刚咽下的食物返回到嘴里,再次咀嚼),这是一种基于其他进食障碍或疾病特征无法解释的现象。

DSM-5 还简要地描述了一系列其他特定的喂养和进食障碍（other specified feeding and eating disorders, OSFED）。了解这些疾病很重要，因为它们给患者的日常生活带来严重影响，这对患者来说也是非常痛苦的。它们被看作是"其他的"一类疾患，只是因为人们对它们的了解相对较少，需要通过更多的研究来了解它们的特征和复杂性，以及确定如何更好地定义它们。

DSM-5 中描述的其他特定的喂养和进食障碍有如下几种：

(1) 非典型神经性厌食症；

(2) 阈下神经性贪食症；

(3) 阈下暴食障碍；

(4) 清除障碍；

(5) 夜食症。

非典型神经性厌食症患者的症状表现包括典型神经性厌食症的所有行为和心理症状，也包括显著的体重减轻，但在美国疾病预防控制中心（Centers for Disease Control and Prevention, CDC）提供的标准中却并没有包含体重过低这一症状。患有这种疾病的人通常在发病前是超重或肥胖的，因为患病的关系他们的体重已经大幅度下降了,甚至就其身体需要而言,可被认定为体重是过低的。因此,他们与患有典型神经性厌食症的人非常相似,并且有可能发展出一些与神经性厌食症相关的身体并发症。阈下神经性贪食症和阈下暴食障碍患者会像前面描述的那样有暴食和清除行为,但频率少于每周 1 次。清除障碍的主要特征是不适当的代偿性行为,如进食少量的或正常量的食物后催吐,以及过分关注体形和体重。对夜食症患者来说,主要的问题是在整个晚上不断地吃大量食物,有时半夜醒来吃东西。

晚上大量进食

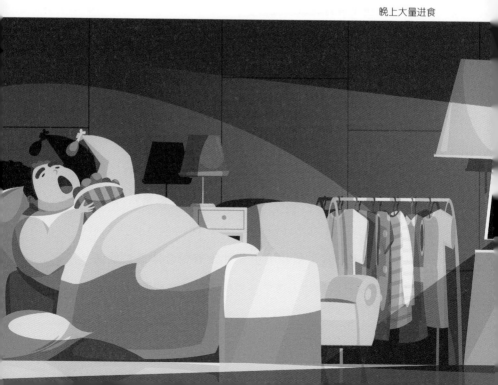

美国是世界卫生组织的成员,所以美国的临床医生在描述患者正在接受治疗的疾病时,也被要求使用《国际疾病分类(第十版)》(International Classification of Diseases,10th Revision,ICD-10)中列出的编码进行描述。这些编码用于医疗和精神卫生保健的计费,因此编码可能出现在治疗提供者为评估或治疗疾病所生成的账单上。虽然 DSM-5 是由美国精神病学会出版的,但是 DSM-5 也为 ICD-10 编码所对应的每类进食障碍提供了诊疗指导(见表 1.1)。

表 1.1　ICD-10 喂养和进食障碍的编码

疾病	ICD-10 编码
神经性厌食症	F50.0
未特定型	F50.00
限制型	F50.01
暴食/清除型	F50.02
神经性贪食症	F50.2
暴食障碍	F50.81
其他特定的喂养和进食障碍	F50.89
回避性/限制性食物摄入障碍	F50.82
异食癖	F98.3(儿童)
	F50.8(成人)
反刍障碍	F98.21
未特定的喂养和进食障碍	F50.9

为什么在 DSM-5 中描述了这么多种类型的进食障碍?

有这么多共同点的疾病竟然有如此多不同的类型,这可能看起来令人困惑和惊讶。例如,神经性厌食症和神经性贪食症主要影响年轻女性,患有这两种疾病的人都对体形和体重有很多担忧,并努力限制热量摄入。DSM-5 之所以把它们区分开来,是因为尽管它们有着令人印象深刻的相似之处,但它们主要的区别是:神经性厌食症患者比神经性贪食症患者更容易发生身体并发症,神经性贪食症患者往往比神经性厌食症患者对药物或心理治疗的反应更好。

一般来说,DSM-5 中定义的各种进食障碍在并发症、疾病随时间的发展变化以及对治疗的反应等方面存在显著差异。

哪些进食问题没有被列入进食障碍清单?

在流行文化中,许多进食行为和态度本身并不被认为是疾病,其中最主要的就是节食。在美国,每年的一月估计有 5000 万人开始节食。当代关于健康的思考已经产生了许多关于如何减少食物的量和种类的想法：果汁排毒、素食主义和纯素食主义、无麸质饮食（在没有患乳糜泻的情况下）、富含蛋白质/低碳水化合物的阿特金斯饮食法或原始人饮食法等。这些方法中，许多方法都缺乏有力的证据，它们可能对节食者的生活造成限制并消耗节食者的时间，且会惹恼其他人，但我们并不会认为使用这些方法的节食者患有进食障碍。大多数节食者在几周后就放弃了这些饮食法。还有一些人灵活地节食，因而不会伤害他们的身心健康。然而，在一些易感的群体中，节食指导原则变得越来越严格和具有损害性，导致从节食发展到疾病。

健康食品强迫症是 20 世纪末出现的一个术语，指的是对健康饮食的一种不健康的强迫观念，比如过分关注食物的质量、来源和制备方法。健康食品强迫症本身并没有被认为是一种进食障碍。但是，如果这种对健康饮食的强迫观念使得健康的体重难以维持，或者导致出现医疗问题，那就可能要被诊断为神经性厌食症或回避性/限制性食物摄入障碍了。如果对健康食品的强迫产生了高度限制性进食行为并导致了反应性暴食发作，则可能被诊断为神经性贪食症、暴食障碍或其他特定的喂养和进食障碍。

糖尿病相关的进食障碍是指 1 型糖尿病患者为了控制体

重而滥用胰岛素,可以表现为通过减少胰岛素剂量来减肥或增加胰岛素剂量来代偿暴食发作。从医学上讲,这种行为可能非常危险,表明某人对体形或体重过度焦虑不安。糖尿病相关的进食障碍并不是一个诊断类别,因为已经有两类进食障碍的诊断可以用来归纳最极端的症状群。如果一个人不恰当使用胰岛素导致体重过轻,并且害怕增加体重,那么神经性厌食症的诊断很可能适用。如果一个人保持着健康的体重,但依赖"过量"胰岛素作为暴食发作后的一种补偿行为,那么诊断为患有神经性贪食症可能是恰当的。

肥胖不被认为是一种进食障碍。肥胖指的是体内存在过多脂肪,通常是由于常年的能量摄入高于支出(如体力活动)。肥胖不被认为是一种精神障碍,因为一系列因人而异的因素——生物的、行为的、环境的等因素——促成了它的发展。这大概就好比贫穷。只有少数人生活拮据是因为一些行为问题使他们无法保住工作,而大部分情况下贫穷是经济状况和就业市场等外部力量和因素的结果。

为什么我们需要这么多不同的标签?

有这么多不同类型的进食障碍似乎很奇怪,特别是因为不同的障碍在症状方面有重叠。然而，在描述那些相似的患者可能发生什么情况以及什么样的治疗对他们有效时，这些标签在临床上是有用的。例如，患有神经性厌食症的人在发病年龄（青春期和成年早期）、可能出现的医疗问题、有效的治疗等方面有相似之处，所有这些都与患有另一类型的进食障碍的人不同。

我们确定这些标签是正确的吗？

自从 DSM 第一次出版以来，就有一个审查和编辑诊断标签清单的过程，使用有关已确认疾病的最新信息，如病程、病因和治疗反应等。目前关于体重范围在神经性厌食症诊断中的作用的争论，使该领域及受影响的人们想知道未来版本的 DSM 会如何解决这个问题。虽然神经性厌食症的诊断标准总是包括明显的低体重，但 DSM-5 对这一诊断标准做了进一步澄清，强调神经性厌食症并没有特定的体重界限。临床医生在确定患者的体重是否明显偏低时，必须考虑患者的体重史、成长轨迹、种族背景和其他方面。

这一变化引起了医学界和患者之间关于神经性厌食症是否存在于体形庞大的人身上的争论。换句话说，如果一个人的

BMI[身体质量指数,英文名称为 body mass index,即评价体重是否适宜的指标,是体重(千克)除以身高(米)的平方得出的数值]高于相应年龄、种族背景和其他标准的平均值,但这个人之前曾减肥,并发展出典型的神经性厌食症的想法和行为,比如担心脂肪和专注于体形和体重,那么是否应考虑诊断为患有神经性厌食症? 根据 DSM-5,神经性厌食症的正式诊断只适用于体重低于平均水平的人,而且可能低于大多数临床医生认为的最低预期值。非典型神经性厌食症的标签适用于除体重外满足所有其他标准的人,因此,它在临床上可能被用于描述体格大且有上述症状的人。

随着近年来人口平均体重的增加,定义正常体重变得更加复杂。事实上,人们对"各种体形的健康"(health at every size,HAES)这一概念一直很感兴趣。这个概念是根据琳达·培根(Linda Bacon)在 2008 年写的一本同名书得出的。这本书提出,不同人的正常体重是不同的,并描述了节食行为通常如何导致不健康的结果。"各种体形的健康"这一概念的重点是通过一项提高健康饮食行为和身体接受度的计划来改善身体健康和生活质量。一些支持这一概念的人,希望将关于推荐体重或"正常"体重的想法从有关进食障碍的教材资源中删除。

事实上,这个领域本身已经发现这个术语的含义令人困惑,因为"正常"体重可以意味着符合大多数人体形特征的标准体重(近年来这一数值不断增高),也可以意味着健康的或想要的体重。重要的是要认清,人群整体的健康可能不等于医学上的健康,高体重可能是一些人的最佳健康状态。

就诊断而言,医疗界(和保险公司)依靠的是 DSM-5 和 ICD-10 的术语。因此,我们在本书的相关章节中讨论了神经性厌食症的体重标准,并提到了"正常"体重的定义。如上所

各种体形的健康

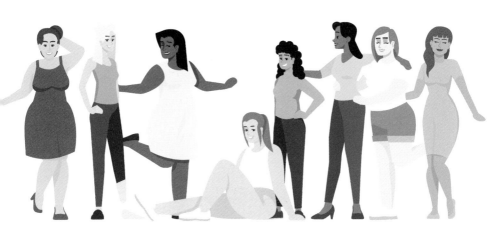

述,那些除了体重外,其他都符合神经性厌食症标准的人,被诊断为患有非典型神经性厌食症。

进食障碍的共同核心因素是什么?

异常的进食行为以及进食相关行为是不同类型的进食障碍的核心和共同特征。当然,不同寻常的进食行为的类型可能有很大差异(见表1.2)。

表1.2　进食障碍的共同核心因素

模式与行为	例子
进食模式	少吃一餐;
	关于吃什么或什么时候吃有严格的规定;
	食物的选择受饮食限制的目标、体重降低或者暴食/清除行为的影响;
	饮食种类受限;
	单独吃饭或避免社交场合进食;
	对饥饿感或饱腹感缺乏注意;
	进食后催吐
进食行为	进食的节奏(即非常慢或非常快);
	选择不同寻常的食物组合;
	根据别人的想法或他们正在做的事情来决定吃什么或吃多少

所有进食障碍的次要核心因素是潜在的、伴随的或由进食行为紊乱导致的精神困扰。完美主义、低自尊和对外表（体形、体重或两者兼而有之）的过分担心通常（但并非总是）会导致人们改变他们的进食行为。一旦这种紊乱的进食行为成为常态，心理压力就会加剧，人们通常会变得更加僵化，对自己缺乏信心，更加关注外表，对外表不满意，进而人们会对进食有常见且持久的内疚或羞愧感。最后，伴随着进食障碍往往会出现一种扭曲的控制感。在不同的诊断中，从回避性/限制性食物摄入障碍到暴食障碍，当食用被认为是不安全的食物时，人们会感到恐慌或失去控制。在神经性厌食症和神经性贪食症中，有一种观点认为，对食物投入大量的关注或限制食物等同于控制行为，正如疾病行为控制了个体，并妨碍了其日常生活一样。

正常的进食是怎样的？

正常的进食是有规律的、均衡的、灵活的。所谓有规律，指的是每天吃多顿饭或零食，基本上每三到四个小时吃一顿饭，并且能够适应饥饿感和饱腹感的进食习惯。均衡指的是一个人的饮食结构包括蛋白质、脂肪和碳水化合物等，也就是说，要吃各种各样的食物。正常进食通常也是对食物内容和个人偏好平衡的结果;选择食物可能是因为它们的营养价值,也可能是因为它们闻起来和尝起来很美味,或两者兼而有之。灵活的进食指的是适应情况的需要而进食。灵活进食的例子包括在非计划时间吃东西,在社交场合或旅行时可以吃不喜欢的食物并充分进食等。假日也往往是灵活进食的时期,在吃什么、什么时候吃、吃多少等方面可以灵活安排;我们很多人在假期都跟平常吃得不一样(通常吃得更多,吃得更不均衡!)。

和进食障碍一样,正常进食也有共同的行为、心理和社会因素。从心理上讲,正常进食的特点是能够享受食物带来的乐

正常进食能享受食物带来的乐趣

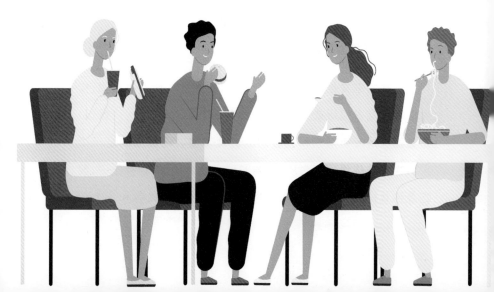

趣,不时吃点东西,在期待食物时不会有内疚感,对每一口食物都不会高度警觉或者毫无意识。正常进食时,人们往往不会过多考虑自己吃了什么或吃了多少,也不会对自己进食产生高度挑剔的感觉。没有进食障碍的人有时会因积极或消极的情绪而吃东西,例如,庆祝加薪或与配偶争吵后感到心烦而进食,但这种情况既不会频繁发生,也不会产生强烈的影响。

进食障碍和进食紊乱有什么区别?

人们的进食行为和对外表的态度可以被认为是一个谱系,一般是从正常进食发展到进食紊乱,再到进食障碍(见图1.1)。在进食紊乱的情况下,人们决定吃什么有时会受渴望保持一定体重或体形的强烈影响;当吃的食物或体重/体形的变化与"计划"不一样时,经常会导致人们产生内疚感。饥饿感和饱腹感通常被忽视,而进食是对情绪的一种规律性反应。对进食保持警惕是很普遍的现象。例如,一个人可能经常与同伴比较自己吃了什么或吃了多少,从而引发进食过少或对进食行为产生不好的感觉。或者,一个人可能会在进食之前或之后花很多时间计算热量,研究食物含有的热量和主要营养素。另一种类型的高度警觉是直接将食物摄入与运动联系在一起,例如,由于上一顿饭吃了什么或吃了多少,感觉不得不跑步一小时来消耗摄入的热量。进食紊乱常常涉及一种将食物区分为好的食物和坏的食物的观念。

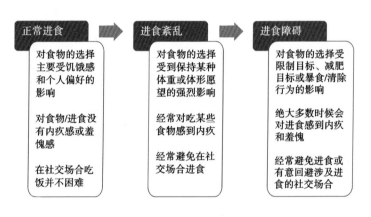

图 1.1　进食行为谱系

对于进食障碍患者,他们对食物的选择主要受到想要减肥或暴食／清除行为的影响。无论是吃得太多以自我麻痹或自我安慰,还是吃得太少以避免感到焦虑、内疚或羞愧,情绪在他们的进食行为中都起着很大的作用。进食通常是单独或秘密进行的,他们会有意回避涉及食物的社交场合。他们对食物的这种不健康的态度往往会导致出现一些不同寻常的行为,比如严格测量食物热量和对食物称重，或者严格限制进食食物的种类，或者对进餐时间制定严格的规定，等等。许多患有进食障碍的人，至少在一段时间内，会因为这些行为而淡化或否认他们正在经历的问题，即使他们正把自己的身体健康置于危险之中也是如此。在确诊进食障碍的情况下，对食物和体重的关注直接影响一个人生活的许多重要方面，包括其与他人的关系等方面。

为什么弄清楚一个人是否患有进食障碍是很重要的呢？

这个问题当然很重要，我们相信，弄清楚一个人是否患有进食障碍非常重要的原因有很多，具体包括下述的几方面。

首先，进食障碍会对身体造成损害。例如，神经性厌食症是所有精神疾病中死亡率最高的疾病之一。根据对 36 项研究的分析，患有这种疾病的年轻女性面临的死亡风险是同龄女性的 6 倍，每患病 10 年，死亡率就会上升 5％。保持过低的体重对心血管系统的功能和结构有深远的影响，可能出现不正常的心脏节律，即心律失常，也可能出现低血压和心脏缩小等。患有其他特定的喂养和进食障碍中非典型神经性厌食症的人也可能出现与典型神经性厌食症类似的心脏和血压问题，因为患有这类进食障碍的人的体重低于身体正常运转所需的体重。体重过轻还会导致骨骼健康状况不佳，甚至对年轻人也是如此，对女性来说，还会扰乱月经周期，损害生育能力。

暴食／清除型神经性厌食症、神经性贪食症以及一些其他特定的喂养和进食障碍，如清除障碍和阈下神经性贪食症，它们的常见共同症状是存在某些类型的不恰当的代偿行为。无论是呕吐还是滥用泻药和利尿剂，这些行为都会导致身体脱水和关键电解质（钾和钠等）的流失。此外，频繁的呕吐会导致牙齿侵蚀和食道撕裂。

神经性贪食症和暴食障碍特征性的、频繁的暴食发作会导致一些人体重过度增加，这可能会带来患上其他疾病的风险。

进食障碍还会对人们的心理健康造成影响。患有进食障碍的人常常感到抑郁和焦虑，而且不仅仅是关于进食、体重和体形这些方面。患者经常出现的症状包括对持续康复的可能性感到绝望，对行为改变的过程感到恐惧和焦虑等。神经性厌食症患者试图自杀的可能性是普通人群的 8 倍。此外，大约 1/3 患有神经性贪食症的成人有过自杀的想法，其中 25％～30％的人曾尝试过自杀。

与进食障碍相关的医疗风险和绝望感使识别这些问题变得非常重要。确诊后参与治疗是下一个关键步骤。目前的研究表明，只有大约50％符合进食障碍诊断标准的人寻求了治疗。然而，正如我们稍后将讨论的，有效的治疗是可获得的，完全康复也是可能实现的。

不同地方的人对进食障碍的描述和感受是否都是一样的呢？

虽然人们在如何经历进食障碍方面有很多的共同点，但症状的表现确实和社会环境有关。例如，在中世纪的欧洲，禁食被视为禁欲主义的一种形式和一种救赎的手段。对厌食的描述与神经性厌食症的核心特征相一致，即尽管体重低到危险的程度但仍严格限制摄入食物，同时不愿吃东西。

最近的跨文化研究告诉我们，在非西方文化中，进食障碍的症状更普遍地表现为躯体症状，而不是对身体形象过分的担忧。在中国、日本、新加坡、印度和美国的亚洲人社区，一种并不对肥胖恐惧的神经性厌食症已经得到了充分的记载。患有这种类型的神经性厌食症的人可能会描述一个与其文化背景相关的原因，比如感觉太饱或隐隐感到胃不舒服，认为是这些原因导致他们限制饮食和无法保持正常体重。与暴食症状相关的痛苦也可能因文化差异而有所不同，一些早期研究表明，暴食给高加索人、非洲裔美国人和拉丁美洲人带来了很多的痛苦，而呕吐则给亚洲人带来了很多的痛苦。

在西方文化中，与进食障碍症状相关的语言也可能与特定的亚文化密切相关。参加摔跤、芭蕾、越野跑步、举重和体操等项目的运动员可能会谈论一些紊乱的进食行为，比如限制饮食、使用泻药或补充剂、频繁称重等，目的是提高成绩（而不是担心肥胖或某人的整体外表）。但这些行为仍然会对人的身心健康造成威胁。军队人员对体重和健康的期望也会带来类似的风险。

男性有时会描述独特的进食障碍症状。他们异常的行为背后是对身体的不满意，这是该群体区别于其他群体的一个关键特征。男性倾向于关注体格（即精瘦或有肌肉）和功能（即实际的或感知到的身体机能方面的困难），而不是外表的其他方面，如身材是否苗条或体重是否标准。

虽然我们已经概述了不同性别和文化背景的人患有进食

障碍的不同表现，但我们不得不在此提醒，一旦人们被确诊为进食障碍，即使他们的性别和文化背景不同，他们的想法和行为的相似之处也是远多于不同之处的。

重点聚焦：正视事实

进食障碍包括进食和进食相关行为的紊乱。除了对心理健康和日常功能的影响外，它们还与身体健康的重大风险有关，包括心脏功能、生育能力、骨骼和牙齿健康等。

在美国，DSM-5 对进食障碍的诊断标准进行了概述，为理解国际疾病分类系统 ICD-10 编码所对应的每类进食障碍提供了诊疗指导。

神经性厌食症、神经性贪食症和暴食障碍是定义最完善、被理解得最透彻的进食障碍。异食癖、反刍障碍和回避性/限制性食物摄入障碍在过去被列入 DSM 的"喂养障碍"部分，人们对它们的了解较少。DSM-5 也描述了一系列其他的喂养和进食障碍。这些障碍令人担忧，因为它们也对患者的心理和身体健康构成威胁，但需要额外的研究来理解它们，包括如何最好地定义它们，它们的典型特征是什么，以及如何最好地治疗它们。肥胖不是一种进食障碍。

　　进食障碍是一个连续谱的一端，而另一端是正常进食，其特点是有规律的、均衡的、灵活的。进食紊乱处于中间位置，被认为紊乱的进食行为以及对食物、体形、体重的不健康态度是非常多样的。

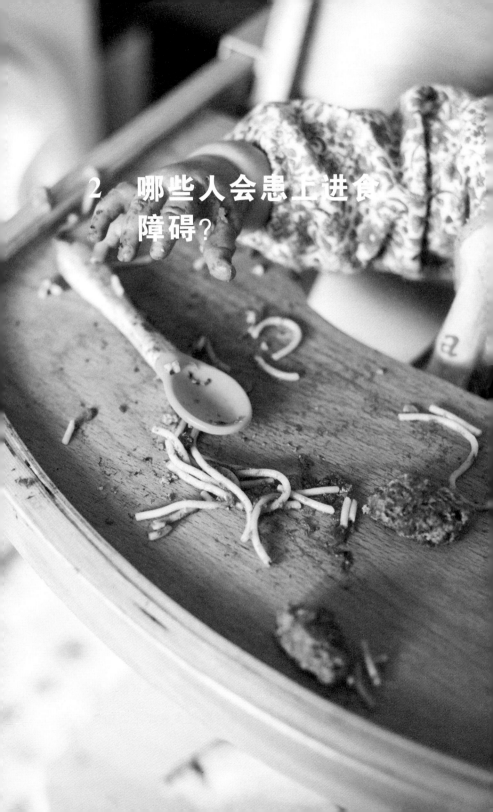

2　哪些人会患上进食障碍？

在关于哪些人会患上进食障碍这个问题上，有很多的信息是错误的。至少在一定程度上，关于哪些人会患上以及哪些人不会患上进食障碍的错误假设，导致近一半有进食问题的人没有接受针对其症状的专科治疗。这个问题对寻求治疗的双方（医疗保健提供者和患者）都有很明显的影响。因此，弄清楚哪些人会患上进食障碍是至关重要的——实际上任何人都有患上进食障碍的可能，没有人能绝对幸免。

进食障碍有多普遍？

尽管得到很多宣传，神经性厌食症从过去到现在仍然是一种相对少见的疾病。根据可靠的调研数据，目前美国约有1％的女性会在她们的一生中患上神经性厌食症。男性也会患上神经性厌食症，但概率要小得多。在美国，有0.1％～0.5％的男性会患上神经性厌食症。相比而言，神经性贪食症更为常见。在美国，1％～2％的女性和0.5％的男性会在他们的一生中患上神经性贪食症。

有必要强调的是，这些只是粗略的估计，很可能是低于实际情况的。研究神经性厌食症和神经性贪食症这类相对少见的疾病具有挑战性。例如,在一项针对 1000 名女性的研究中,如果患神经性厌食症的比例为 1%,那么只有 10 名女性会患病。只要漏掉几名患者,就会导致对患病率的严重低估。此外,这些进食障碍的本质可能也会导致人们对患病率的低估。患有神经性厌食症的人通常对他们的症状轻描淡写,或者干脆不相信他们有问题。因此,在询问受访者是否有进食或体重方面问题的调查中,他们可能不会被计算在内。同样,患有神经性贪食症的人通常会对自己的暴食和清除行为感到尴尬,而且当被问及时,他们可能不会承认自己有过这样的行为。因此,即使是最好的调查也可能低估了神经性厌食症和神经性贪食症患者的数量。

最近发现的一类进食障碍——暴食障碍,比神经性厌食症或神经性贪食症更常见。在美国有 2%~3% 的成人(3%~4% 的女性,2% 的男性)在其一生中可能会患暴食障碍。令人惊讶的是,尽管暴食障碍可能于青春期发病,但与神经性厌食症和神经性贪食症患者相比,暴食障碍患者接受治疗的年龄却往往更晚。

进食障碍只有有限的几种类型吗？

目前有完整定义的进食障碍类型只有六类：神经性厌食症、神经性贪食症、暴食障碍、回避性／限制性食物摄入障碍、异食癖和反刍障碍。这些年来，医生和研究人员已经见过相当多的此类患者，因此他们对这些问题的了解更为全面，这就是为什么这六类进食障碍在 DSM-5 中有详细的描述。如前所述，DSM-5 由美国精神病学会编写出版，是一本被广泛使用的参考书，概述了所有精神障碍的定义和特征。

本书的两名作者就是撰写 DSM-5 中进食障碍部分的委员会成员。我们认识到，虽然一些人存在严重的进食问题，但他们却不符合前述六类障碍中任何一类的诊断标准。例如，有些人会催吐，但不像神经性贪食症一样在暴食后催吐，而是在吃了完全正常量的食物后去催吐。还有一些曾经超重或肥胖的人，现在已经减去了相当数量的体重，并发展出许多神经性厌食症的心理和生理特征，但按照通常的标准不会被认为体重过低。那些专门治疗进食障碍的人都很熟悉有这类问题的患者，但我们所知道的还不足以清楚地定义并且完整地描述这些问题的特征。在 DSM-5 中，这些问题被归类为其他特定的喂养和进食障碍，对这类问题的详细描述见第 1 章。

现有的可靠研究表明，进食紊乱，是一个描述一系列问题行为的广义术语，包括那些被归入其他特定的喂养和进食障碍类别的行为，比 DSM-5 中被充分识别的疾病要常见得多。换句话说，紊乱的进食行为，不管是否是进食障碍的一部分，都是产生痛苦和损害的一个非常常见的因素。造成对进食障碍患病率的估计有差异的原因之一是人们对进食障碍的定义不同。据估计，在美国至少有 10% 的年轻人患有某种广泛意义上的进食障碍。

是否有特定人群对进食障碍有免疫力？

我们并不能确定美国的所有人群中特定进食障碍的发生率，更不用说搞清楚全球范围内的情况了。然而，可以肯定的是，没有哪一个特定人群能够幸免于这种情况的发生：在六类被正式定义的进食障碍中，每一类都在所有种族群体中被发现过。

有迹象表明，不同的种族群体可能或多或少地容易患上特定类型的进食障碍。神经性厌食症看起来在非洲裔美国人中发生的频率较低，而暴食可能在拉丁裔美国人中更为常见。必须强调的是，这些只是初步的发现，而不是确定的事实，但这些发现表明，社会文化可能会影响不同人群的易感性。

进食障碍只是在青少年中存在的问题吗？

有时人们认为进食障碍只是青春期会出现的问题。的确，青春期是一个发育的过渡时期，是出现进食问题的危险时期，神经性厌食症和神经性贪食症首发的高峰年龄在 15 至 25 岁之间。尽管如此，成年后进食障碍仍可能发病或持续。大多数暴食障碍患者第一次接受治疗时已超过 30 岁。此外，有些人在青春期就患上神经性厌食症、神经性贪食症或回避性 / 限制性食物摄入障碍，但他们从未克服这个问题，因此在成年后仍持续遭受这个问题的折磨。

在美国 40 岁以上的人群中，约 3.5％的女性和 1％～2％的男性患有进食障碍，其中暴食障碍和其他特定的喂养和进食障碍是年长人群中最常见的进食障碍。对一些女性来说，更年期，就像青春期一样，是进食障碍发病的高风险期。

进食障碍也可能发生在儿童时期。事实上，儿童时期是异食癖、反刍障碍和回避性/限制性食物摄入障碍发病的典型时期。虽然少见，但神经性厌食症和神经性贪食症也可能在青春期之前发病。这意味着进食紊乱和进食障碍可在所有年龄段的女性和男性中发生。

进食障碍只是在富裕阶层中存在的问题吗？

在美国，进食障碍广泛分布在各个社会经济阶层中，这意味着这些障碍远不是富裕阶层的专属。自 1990 年开始，在比尔及梅琳达·盖茨基金会(Bill & Melinda Gates Foundation)的支持下，全球疾病负担(Global Burden of Disease)研究并评估了一系列健康问题给人们带来的影响。2010 年在评估名单之中又增加了神经性厌食症和神经性贪食症。在 306 种躯体疾病和精神疾病中，进食障碍带来的健康负担在高收入国家中排名第 12 位，在低收入和中等收入国家中排名第 46 位。此外，美国最近的一项研究发现，在依赖食品分发处的低收入人群中，食品不安全程度最高的人群中暴食发生率最高。这些信息突显出了这样一个事实：进食障碍对处于不同生活水平的所有阶层都有影响。

进食障碍的发展如何受到文化的影响？

长期以来，进食障碍一直被认为与西方传统文化有关，因此在北美、欧洲、澳大利亚和新西兰越来越多地被识别和分类。然而不幸的是，到了 21 世纪，人们认识到，这些会带来不良影响的疾病在非西方文化中也同样会出现。

对于一些进食障碍，西方理念（例如，将瘦与美等同）的传播和经济因素（例如，充足的食物可用于暴食）的影响可能为它们在非西方文化人群中的发展发挥了重要作用。例如在斐济，随着全球经济和文化的进步、城市迁移、对外表的社会标准的变化（该标准变化的部分原因是受到电视、杂志和互联网的影响），女孩和妇女为进食、体形、饮食限制和肥胖担忧的情形，比之前更加普遍。

尽管进食障碍可以出现在不同的文化中，但其患病率和表现症状尚未在非西方文化中得到很好的研究。世界不同地区进食障碍的表现症状不同可能导致错误的疾病分类。例如，与神经性厌食症有关的一种文化差异是一些人因为没有对肥胖的恐惧而不符合该疾病的诊断标准。正如在第 1 章中提到的，亚洲人似乎更有可能主诉因说不清原因的躯体不适导致他们无法进食，而不是描述为对体重增加和变胖的强烈恐惧。使用传统草药在斐济是一种与其文化一致的正常行为，但导致这种行为的背后的不同原因值得深究；对那些已经接触到西方有关吸引力理念的青春期女孩来说，使用这些草药来达到控制体重的目的时可能会出现进食障碍中常见的情绪困扰，比如过度关注进食、体形或体重。另一方面，在由于贫穷和资源短缺而无法获得足够食物的人中，对食物的强烈关注会被错误地当成进食障碍的症状。

有没有人特别容易患上进食障碍？

虽然我们很快就意识到进食障碍确实会影响男性，但目前的研究持续表明，女性出现这类问题的风险更高。

经受巨大的应激应变压力——无论是预期中的发育和生理转变（如青春期），还是意外事件（如失去父母）——都会增加患进食障碍的风险。而且，就像人们在直觉上所预料的那样，应激源越多，患进食障碍的风险就越高。

此外,某些性格特征似乎也会增加患进食障碍的概率。最近的科学研究表明,完美主义的特质——喜欢整洁,做事特别小心谨慎——使一些人更易于患上神经性厌食症。然而对大多数人来说,强迫性特质对于应对我们所生活的复杂世界是非常有帮助的,对于大多数有完美主义特质的青春期女孩来说,她们可能永远都不会患上神经性厌食症。患有神经性贪食症和暴食障碍的人在进食障碍出现之前,更容易出现与冲动控制有关的问题,如药物滥用或品行问题。

一些患有进食障碍的人在儿童时期有明显的焦虑或抑郁症状,虽然还需要更多的研究来明确这一点,但在儿童时期出现广泛性焦虑症、社交恐惧症或强迫症是有可能增加患神经性厌食症的风险的。持续的情绪症状——如情绪低落、对愉快的活动缺乏兴趣、内疚——似乎会导致患神经性厌食症或神经性贪食症的风险增加。同样,我们应该谨慎地解释这些现象,因为:(1)大多数经历过焦虑或抑郁的年轻人并没有继续发展为进食障碍;(2)儿童时期的焦虑或抑郁可能会导致进食问题,同样也可能导致成年后其他的心理健康问题。

男性对进食障碍有免疫力吗？

不存在这样的情况。受进食障碍影响的女性确实比男性多一些,许多焦虑和情感障碍的情况也是如此。美国最近对进食障碍终身患病率的调查显示,暴食障碍在男性和女性中几乎一样普遍,男性占神经性厌食症和神经性贪食症总病例数的10%～20%。

此外,相比女性,男性的进食障碍可能更容易被忽视。进食障碍漏诊的原因是多种多样的,以神经性厌食症为例,DSM-5修改了对其诊断的描述,将月经功能紊乱剔除出了诊断标准,因为这可能会导致临床医生不给男性下诊断。撇开诊断标准不谈,医生对患者症状的提问也很重要。对体形和体重的高度重视是进食障碍患者的一个众所周知的特征,心理健康提供者常根据患者害怕体重增加或想要变瘦的强烈想法对其进行评估。但研究表明,对男性来说,理想的男性身体的特征是肌肉发达和体形精瘦(即低体脂)。男性不会患上进食障碍的说法,可能部分是由我们评估的缺陷所造成的。

同样重要的是,就像男性并不会幸免于患进食障碍一样,他们在进食障碍的发展过程中也不会受到更多的保护。在某些情况下，易感的男性发展为进食紊乱和进食障碍的途径可能与易感的女性不同。然而，一旦疾病行为变得根深蒂固——遵循严格的饮食规则，过度关注体形和体重，或进行代偿行为等时——进食障碍的发展过程和相关的痛苦在性别之间的相似性要远远大于差异性。

进食障碍正在增多吗？

毫无疑问，在过去的 50 年里，医学专家关于健康饮食提出了大量建议。同样可以确定的是，大众媒体上的女模特和选美比赛获胜者的体重有了显著的下降。据此我们可以合理地想象，这些文化影响将导致进食障碍患病率的上升。

值得注意的是，现实中这种现象似乎还没有发生！来自美国和欧洲的权威信息表明，神经性厌食症的患病率是稳定的，而神经性贪食症的患病率实际上已经下降。因为暴食障碍和回避性／限制性食物摄入障碍是相对较新的诊断，目前我们还没有关于其患病率随时间推移而变化的发展趋势的信息。

来自世界各地的研究告诉我们，与这些问题相关的健康负担正在增加,强调了它们可能会造成多大的麻烦,以及这些问题在低收入和中等收入国家可能正在加剧。这可能是本章中提到的一些因素造成的。这些因素包括对病例的识别能力提高,全球经济来往增加导致源自西方的产品(包括廉价的、高热量的、美味的食物)被广泛接触和社交媒体等沟通平台的扩张(通过这些平台,相关理念、信息和图片得以迅速传播,导致易感个体患进食障碍的风险增加)等。

高热量食物深受一些人的喜欢

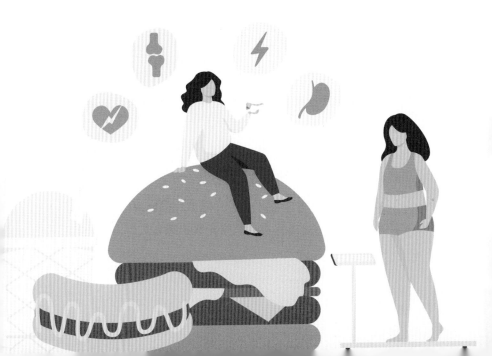

重点聚焦：了解进食障碍的患病率

关于进食障碍有多普遍以及哪些人会患上进食障碍，有很多的信息是错误的，但以下事实是我们真正了解的情况。

在美国，1％的女性和 0.1％～0.5％的男性会患上神经性厌食症；1％～2％的女性和 0.5％的男性在一生中会患上神经性贪食症。来自美国和欧洲的权威信息表明，近年来神经性厌食症的患病率是稳定的，但神经性贪食症的患病率实际上呈大幅下降趋势。暴食障碍比神经性厌食症、神经性贪食症更常见，在美国有 3％～4％的女性和 2％的男性在一生中受到暴食障碍的影响。对进食障碍患率的估计差异很大，部分原因是人们对进食障碍的定义不同。然而，在美国，至少有 10％的年轻人患有某种广泛意义上的进食障碍，包括其他特定的喂养和进食障碍。

没有人能幸免于进食障碍，这种疾病可能存在于所有种族、民族、年龄和社会经济地位的人群中。然而，几乎所有的研究都表明，女性相比于男性会面临更大的患病风险。

　　尽管进食障碍在许多不同的文化类型中都有描述，但它们在非西方文化背景人群中的患病率和表现仍需要进一步研究和记录。关于哪些因素使人更易罹患进食障碍，的确还需要更多的研究。

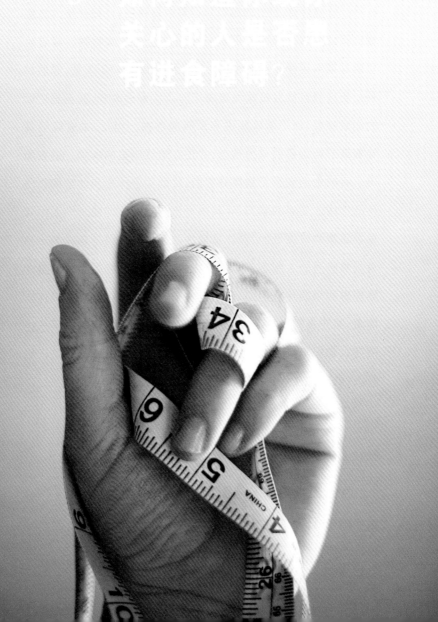

3. 如何知道你或你
关心的人是否患
有进食障碍?

不幸的是,有时在别人身上发现进食障碍比在自己身上更容易。进食障碍往往是在不知不觉中发生的,比如在某人试图减少不健康食品或因为朋友减肥而自己也去减肥时。或者也可能是某人因学校的教练提到,如果他减轻一点体重,他的越野比赛成绩可能会提高而去减肥时。饮食的改变,甚至是适度的体重减轻,都不能表明进食障碍的存在。相反,进食障碍意味着这些行为已经成为常态,并正在造成明显的麻烦。进食障碍患者的生活变得无法离开它们,比如关于体形和体重的想法不断地闯入患者的脑海,让其感觉无法逃避。即使一个人的体重是正常的或偏低的,对体重增加的恐惧也是经常存在的。患有进食障碍的人制定了关于食物的规则,对食物的看法变得非黑即白和极端化。例如,患有进食障碍的人往往会发展出这些信念:某些食物是"好的",而另一些食物是"坏的";如果不严格遵守饮食规则,那么对进食失去控制是不可避免的;采取代偿行为(如锻炼或催吐)是有必要的。

在什么样的情况下,你或者你关心的人应该接受评估?

当你开始过度关注食物,或在进食行为中存在新的和不健康的模式时,你可能需要询问你的初级保健医生,或者需要接受进食障碍专家的评估，确认是否存在进食障碍问题。在美国，如果你想就近找到一位进食障碍专家，可以询问为你提供医疗服务的提供者或保险公司，或咨询国家专业组织以寻求转诊资源，你也可以通过美国国家进食障碍协会（National Eating Disorders Association，NEDA）和进食障碍学会（Academy for Eating Disorders，AED）找到这些组织。

人们寻求治疗的原因和动机是多种多样的。有时是源于吃或不吃的问题，或在对食物、进食和外表的思考上浪费了太多时间和精力；有时是源于人们越发意识到正常的生活节奏被打乱了，例如，不再和家人一起进食；或是源于担心自己的行为会对其他人造成影响，如担心孩子会因为父母在进餐时间不能正常进食而受到影响；等等。如果有人认识到自己存在进食问题并且需要获得帮助，一般来说这是一个好的信号。

更为麻烦的情况可能是何时以及如何帮助别人。关注一下你所关心的人是否在进食行为、体重或社交方面发生了显著变化，这通常是很有用的。当某人体重不健康（太低或太高），以及当前的体重与其正常基础体重不同时，对其状况进行评估是恰当的。当某个人出现以下情况时也需要进行评估：

（1）极大地改变了进食习惯；

(2)不再吃自己喜欢的食物,或严格遵守进食规则;

(3)进食模式显得不寻常——例如,吃大量食物,然后经常去洗手间催吐;或者只吃蔬菜,而不吃其他类别的食物。

最后,当一个人的社交生活因为进食而发生变化时,对其状况进行评估也是恰当的做法(见表3.1)。

表 3.1 进食障碍中常见的社交困难的迹象

	例子
在家里	拒绝在家人面前吃饭; 在家里吃饭时不吃准备好的食物,而吃其他的食物; 拒绝吃其他家庭成员准备好的食物; 在房间里吃饭; 偷偷地吃东西
在工作中	工作时吃得很少或什么都不吃; 因为焦虑和/或进食的内疚而拒绝参加会议或社交聚会; 拒绝和同事共进午餐
在学校	在学校或放学后避开和朋友一起吃饭; 拒绝吃学校自助餐厅提供的任何食物
跨情境	避免在社交场合吃饭,以"刚吃完"或"待会儿再吃"为借口; 由于对进食的焦虑和/或内疚,或对食物的过度专注,导致吃饭时无法参与交谈; 当和他人共同进食时(如吃家常便饭时),难以灵活点餐和充分进食

虽然在面对一个行为或健康状况令人担忧的人时,有效的沟通可能会比较困难,但如果你担心其可能出现了进食障碍的症状,那就一定得尝试沟通。对一些具体问题(如行为、情绪问题)的担忧,或有关进食、体重或外表的态度上的显著变化,可以用一种支持的态度私下交流。根据我们的经验,具体的沟通内容很可能取决于当事人之间的关系。虽然不存在十全十美的沟通方式,但这里也提供一些供参考的示例:

(1)"我很担心你。我注意到,当我们一群人在一起吃饭时,你看起来很紧张,有时你会在吃饭时离开去洗手间。你还好吗?"

(2)"你感觉还好吗? 你看起来不太舒服。"

(3)"我听你说过很多对自己形象的不满。我很关心你,我想知道你的感受。也许跟人聊聊会让你感觉好一些。"

如果你建议这个人去找一位专业人士谈谈,就可以帮助他弄清楚下一步该怎么做。如果谈话让他感觉紧张,或者如果他不承认存在这样的问题,或者,如果你和他的关系不是特别亲密,则另一个选择就是在他愿意交谈的时候,让自己成为他可以交谈的对象。当有关健康的问题涉及儿童、青少年或年纪不大的成人时,你将担忧告诉他的家庭成员,这样的做法才是较为恰当的。

谁来评估进食障碍？

进食障碍会影响身体和情绪健康，因此，通常由医疗专业人员和心理健康专业人员进行进食障碍的评估和治疗。

对于儿童和青少年来说，儿科医生通常是评估问题早期迹象的最佳人选。医学专家将监测体重、生长发育和一般营养健康状况，他们中的许多人已将进食和运动的问题包含在他们的日常评估中。当一位家庭成员担忧家里的孩子可能患有进食障碍时，医学专家知道如何补充询问一些相关的情况。

治疗成人患者的初级保健提供者在评估进食障碍患者方面的经验差异很大。心理健康临床工作者，包括精神科医生、心理学家和社会工作者，在进食障碍诊断方面有更多的经验，而且这些专业人员中通常至少有一位会参与到进食障碍成人患者的治疗计划中。一些临床医生常称自己是进食障碍方面的专家，但这并不代表其接受过相关的培训或具备这方面的专业能力；确切地说，这可能只意味着这些临床医生只是对这个专业领域有兴趣或有一些经验，或者他们可能参与过某个进食障碍治疗项目。

评估过程是怎样的？ 有没有测验可以证明某人患有进食障碍？

无法仅靠一种测验就证明一个人是否患有进食障碍。评估的过程因人而异，但总是包含与临床医生的交谈这一环节。无论评估是由初级保健医生还是由心理健康服务提供者进行的，评估都将涉及对食物、体重和体形的想法和感受。接受评估的人可能会被要求完成一种诊断筛查测验，或许是以调查问卷的形式，或许是以一组标准问题的访谈形式，比如进食态度测验（Eating Attitudes Test，EAT-26，免费的在线测验）或基于 DSM-5 的进食障碍评估（Eating Disorders Assessment for DSM-5，EDA-5）。不管评估的形式是怎样的，进食障碍的评估都应该有关于进食行为的讨论，以及关于某人最近吃了什么食物的具体问题。当然，还有关于体重史、进食及进食障碍家族史的问题。此外，女性还将被问及过去和现在的月经状况。

因为无法用特定的测验来证明一个人是否患有进食障碍，

因此任何评估的效果都依赖于被评估者的陈述的准确性(和诚实度)。具有治疗进食障碍经验的医疗保健提供者都很清楚这可能是一种缺陷,因此他们通常善于提出最有可能得到有意义答案的问题,特别是在很难与被评估者讨论他们的症状的时候,提的问题和提问方式就更为重要。

临床医生也会寻找进食障碍的生理迹象。除了测量一个人的体重(而不是简单地假设患者报告的体重是准确的)外,他们还会寻找可能的疾病迹象,比如身体检查,即触摸、触捏或测

身体检查也是评估进食障碍的一部分

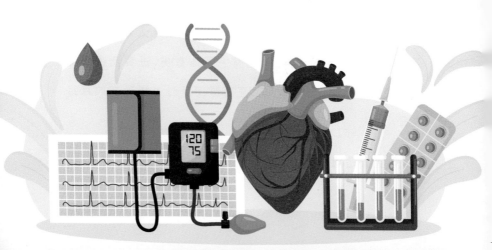

量身体的某些部位，包括患者的手腕、肋骨、髋骨等，也会检查患者是否有由于反复催吐导致的明显的牙齿腐蚀或手背上的老茧等。通常，进食障碍的评估包括身体评估，如体格检查（会注重观察生命体征指标，如心率、血压和体温）、血液电解质检查（如血液中钠和钾的含量）和血细胞（包括红细胞、白细胞）计数等。这些身体评估与进食障碍的测验不同，它们可以提供支持性的证据，说明进食障碍的存在，以及说明进食障碍对身体的影响有多严重。

还有哪些疾病与进食障碍的情况类似？

进食障碍可能与其他影响进食、体重或两者兼而有之的疾病很像。神经性厌食症是一种以体重明显偏低为特征的疾病，在评估过程中可能会考虑癌症、艾滋病、甲状腺功能亢进和其他疾病。我们可以很容易地将神经性厌食症与这些疾病区分开来，因为已经有特定的医学检测手段可以确认是否存在癌症或感染（如艾滋病病毒）。

在存在增加食欲的疾病的情况下，暴食障碍可能就难以诊断。例如，库欣病或胰岛素依赖型糖尿病这样的激素紊乱，可能会导致过量进食、混乱的进食或其他进食紊乱，它们的进食模式看起来和典型的暴食障碍可能很相似。

有时，进食障碍患者会去看临床医生，因为他们确信自己除了进食障碍之外还有其他医学问题。患者或患者家属可能会担心与进食障碍有关的一种或多种非特异性胃肠道问题。例如，他们认为饱腹感或腹胀是由医学问题或食物过敏引起的，而不是进食障碍。在这种情况下，评估过程可能包括为排除某些医学问题的评估，并最终向患者或患者家属科普进食障碍出现时身体会发生的医学变化，如胃肠道系统的变化。

有时评估需要注意区分不同类型的进食障碍。例如，一个人可能会抱怨暴食发作，但可能不会透露自己的催吐行为。临床医生可能需要区分暴食障碍（经常有失控性暴食发作）和神经性贪食症（暴食发作伴有不恰当的代偿行为，如催吐或滥用泻药）。另一个例子是，对低体重的人进行评估时，临床医生需要区分他们是受到神经性厌食症还是回避性／限制性食物摄入障碍（以回避性或限制性进食为特征，而不是因为担心体形或体重）的影响。

进食障碍也需要与其他可能产生类似症状的问题区分开

来。例如,患有社交焦虑障碍的人可能会避免所有社交场合,是因为他们害怕与他人互动,而患有回避性／限制性食物摄入障碍的人可能会避开社交场合,是因为他们害怕会吃让他们不舒服的食物。这两种疾病的症状有很大的重叠,但治疗的重点应该不同——针对回避性／限制性食物摄入障碍的治疗侧重于促进患者吃更多种类的食物,而针对社交焦虑障碍的治疗则侧重于培养患者与他人进行更广泛互动的能力。

患有进食障碍的人还可能出现其他哪些状况?

患有进食障碍的人可能也患有其他精神障碍,其中最常见的是抑郁症和焦虑症。很难知道进食障碍并发的沮丧情绪和焦虑感是否满足某一种精神障碍单独诊断的标准,因此任何完整的评估都需要包括进食障碍出现前的情绪健康问题,以及在初步评估后的一段时间内进行密切监测,以便更确切地了解是否存在共病的情况。神经性厌食症可与强迫症(obsessive compulsive disorder,OCD)共病,部分进食障碍可与物质使用障碍(substance use disorder)共病。

除了伴随进食障碍出现的精神问题外,可能还有与进食障碍相关的医学问题。进食障碍的一些医学并发症,如神经性厌食症引发的骨骼健康问题或骨质疏松症,神经性贪食症引发的食道炎症(食管炎),可能导致患者必须同时处理两种相关疾病。一些与进食障碍伴随的疾病将在进食障碍得到有效治疗时缓解,比如神经性贪食症伴随的食管炎,神经性厌食症和神经性贪食症伴随的胃排空减慢和便秘。有些疾病不能通过进食障碍的治疗来逆转,如神经性厌食症伴随的骨质疏松症,以及与神经性贪食症相关的牙齿侵蚀。

重点聚焦:明确问题的性质

一般在别人身上更容易发现进食障碍现象。如果进食障碍的迹象在别人身上很明显——比如进食行为或体重的改变,对食物、运动或外表担忧的态度——那么与这些人进行沟通是很重要的。如果一个人担心自己因进食和进食相关行为而引起的情绪或身体健康的变化,那么向心理健康专业人员或初级保健医生寻求帮助是必要的。

临床医生会问一系列的问题来评估是否存在进食障碍,而诊断的准确性和治疗计划是否有帮助将依赖于被评估者对一些困难问题的诚实回答。体格检查和血液检查可能是全面评估的一部分。心理健康和身体健康评估都是为了确定是否存在可能影响治疗决策的其他情绪或生理问题。由于许多广泛的症状——从焦虑到心情不好到胃肠功能紊乱——都会因进食障碍的存在而出现，进食问题的治疗可以缓解各种症状，包括那些看似与进食障碍无关的症状。但是，在某些情况下，根据患者身上存在的伴随问题的性质，他们也可能需要接受额外的治疗。

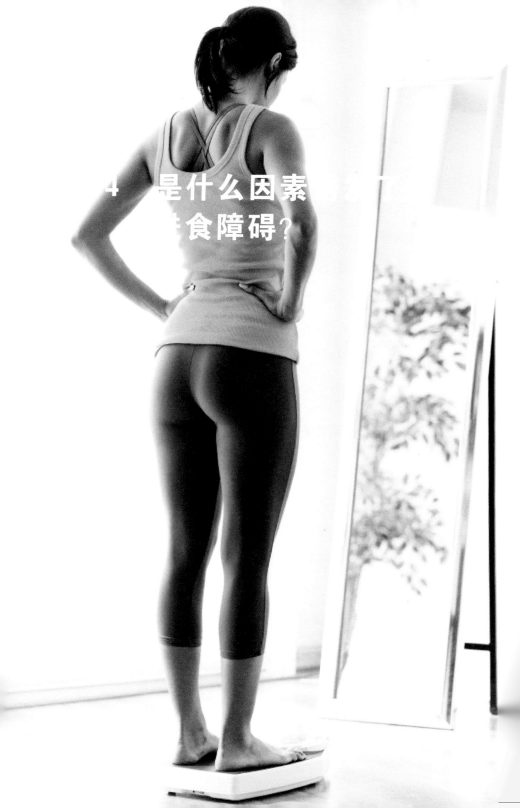

4 是什么因素
障碍？

进食障碍是一种复杂的疾病,与情绪、行为和躯体健康方面出现的问题有关。对许多疾病来说,最有效的治疗方法就是找出病因,例如,只有确定艾滋病的病因是一种特定的病毒(人类免疫缺陷病毒)后,艾滋病才有可能得到有效治疗。因此,许多医疗保健研究致力于了解疾病发生的原因。不幸的是,与艾滋病等传染病不同,复杂的精神疾病,包括进食障碍,似乎是多种复杂的原因导致的。

进食障碍与基因有关吗?

基因包含在我们从父母那里继承的 DNA(脱氧核糖核酸)中,以重要的方式决定了我们是谁。基因在决定我们的身高、智力和眼睛颜色等方面起着重要作用。有些人类特征完全是由基因决定的。例如,血型——你的血型是 A 型、B 型、AB 型还是 O 型——是由单个基因控制的。其他的特征,比如头发颜色,也完全是由基因决定的,但却是由多个基因决定的。

基因在我们对多种疾病的易感性方面有重要影响,包括哮喘、糖尿病和高血压等。但是,对于上述及大多数其他疾病,有很多基因起作用——有的基因增加风险,有的基因减少风

险——并且基因的影响与环境的影响会相互作用。换句话说，
这很复杂。而且，对大多数常见的人类疾病来说，即使基因在
决定易感性方面发挥了作用，它们也不能严格地决定谁会生病
或谁不会生病。

　　这也适用于大多数精神障碍，包括进食障碍。许多年来，
人们已经知道像神经性厌食症这样的进食障碍呈现出家族聚
集倾向。如果一个家庭中有一个女孩患有神经性厌食症，那么
她的姐妹比一般人更有可能患上这种疾病；然而在大多数时

基因对进食障碍的影响

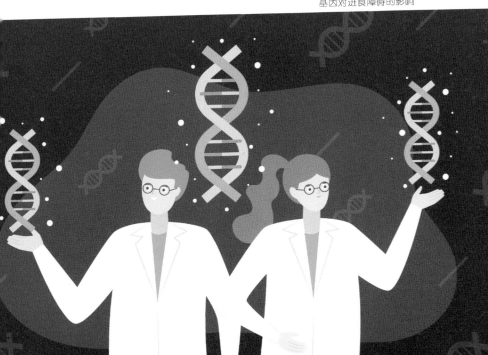

候,她的姐妹并没有患上神经性厌食症。现在已经确定,一些引起进食障碍的风险具有遗传性,这使得进食障碍会在家族成员中传播。然而,没有证据表明某个基因是罪魁祸首。而且大多数研究人员认为,多个基因以非常复杂的方式(我们还不太了解)与环境相互作用,从而增加遗传风险。例如,对女性来说,把苗条和有吸引力等同起来的文化可能会在遗传风险的基础上增加环境风险,从而导致进食障碍。更多有关进食障碍的最新遗传学研究信息,参见第 18 章。

出现进食障碍是个人的过错吗?

当不幸的事情发生时,我们倾向于找某个人或某件事来责备,即使不幸的事件是一种疾病,且在根本原因(或者通常的原因)还不清楚的情况下,我们的思维也是如此。

然而,进食障碍并不是单一原因导致的,因此,出现进食障碍不是个人的过错。许多因素似乎都会导致进食障碍,包括基因、个人特质、年龄和环境等因素。当一个人出现进食障碍时,就如同一个人患上哮喘一样,试图判定谁是罪魁祸首并不合适。关键的问题不是"该责备谁?",而是"我们该怎么办?"

进食障碍可以预防吗?

治疗一种疾病的最好方法是预防它的发生。对于极少数的疾病,这已经实现了,天花可能是最好的例子。19世纪初,一种对抗天花病毒的疫苗问世,在随后的一个半世纪里,全球范围内最终实施了普遍的疫苗接种(即每个人都接种疫苗)。到1980年,世界卫生组织证实天花已被根除,不再需要接种疫苗。

天花的例子很能说明问题,因为它强调,当一种疾病只有一个已知的原因时,完全预防是可以做到的。但不幸的是,大多数疾病并非如此,包括进食障碍。因此,研究人员转而专注于识别疾病的风险因素并减少这些因素,认为减少疾病的风险因素有助于降低疾病的患病率。这种方法已成功地应用于心脏病。在过去的50年里,美国一直致力于减少心脏病的风险因素,如吸烟、高血压和锻炼不足,从而使得因心脏病而死亡的人数显著下降。

近年来,类似的预防进食障碍的方法也被开发出来,"身体计划"(Body Project)和斯坦福大学的"学生身体"(Student

Bodies)项目是两个典型的例子,越来越多的证据表明它们是有效的。这些项目已经在中学和大学校园里开展,特别是在年轻女性中开展了这些项目,这些项目旨在减少人们对身材的理想化追求。虽然我们还不知道人们患上进食障碍的确切原因,但好消息是,这些预防方案似乎是有效的,它们减少了进食障碍的一些风险因素和症状。虽然这些项目在减少暴食发作和神经性贪食症的其他症状方面展现出显著的效益,但在预防神经性厌食症上仍存在很多问题。

不过有一个强烈的共识是,除了减少风险因素,当一个人开始表现出或体验到明确的症状时,尽快进行干预是至关重要的,这一策略被称为二级预防。

罹患进食障碍的风险因素有哪些?

许多因素会增加人们患上进食障碍的风险,包括以下因素:

(1)身为女性;

(2)某些遗传自父母的基因;

(3)生活在一个以瘦为美的社会文化中;

（4）天生的焦虑和抑郁倾向；

（5）身处青春期；

（6）经历生活中的精神压力事件；

（7）节食。

然而，实际上，虽然一些人具有所有上述特征，但他们永远也不会患上进食障碍，原因似乎是这些因素和其他尚未被确定的因素之间会产生复杂的相互作用。

进食障碍是节食导致的吗？

毫无疑问，节食（即试图减少热量的摄入）在进食障碍的发展和持续存在中扮演了重要角色。大多数患有进食障碍的人说，当他们第一次出现进食障碍的症状时，他们正在尝试节食。在神经性厌食症中，限制热量的摄入是一个决定性的特征。并且，尽管神经性贪食症和阈下神经性贪食症（被认为是其他特定的喂养和进食障碍）的主要行为是暴食和对暴食进行不适当的代偿行为（如催吐），但神经性贪食症患者通常在暴食发作之间节食。目前还不清楚患有清除障碍的人在多大程度上追求严格的节食。

要搞清楚节食和进食障碍之间的因果关系就更加困难了。例如,美国大多数的少女都会在某段时间节食,但只有一小部分人会患上进食障碍。如果进食障碍仅仅是由节食引起的,那么出现的病患数量就会比现在高得多,同样,尽管在过去 50 年里,年轻人节食的频率可能增加了,但我们的评估分析表明,神经性厌食症的患病率并没有增加,而神经性贪食症的患病率还可能下降了。出于这些原因,我们最好将节食当作进食障碍的风险因素之一,而不是将其当作病因。对那些有其他易感因素(但目前我们尚不清楚这些易感因素是什么)的人来说,节食可能诱发一些症状,并有可能发展为进食障碍。

进食障碍是家庭造成的吗?

正如我们已经讨论过的,我们不知道是什么原因导致了进食障碍的发生。尽管如此,多年来进食障碍患者的家庭还是被认为与此相关而受到责备,这种错误认识的产生很可能是因为当父母带孩子去寻求帮助时,父母所表现出的处于极大痛苦的状态。但正如所有父母所能想象的那样,当孩子有严重疾病时,无论是进食障碍还是纯粹的身体问题,这种痛苦不安的表现是完全正常的现象。专业人士可能误解了这种痛苦的情绪，认为这表明在进食障碍出现之前就存在家庭功能障碍了，并导致了进食障碍的发展。但这种想法现在已经被放弃了。

简而言之：既然我们尚不知道是什么原因导致了进食障碍的发生，那么我们就不能一味地责怪家庭。

进食障碍是媒体传播造成的吗？

这个问题的答案并不简单。媒体呈现的个人形象，尤其是出现在媒体中的有吸引力和受欢迎的女性，几乎无一例外地比普通人瘦得多（也显得更年轻），这一现象使得大多数年轻女性都渴望变瘦（或者至少瘦一些）。而对于男性来说，大众媒体上的男性形象表明，男性的吸引力与肌肉发达和强壮有关。因此，总的来说，我们有充分的理由相信，媒体描绘的形象会让人们对自己的长相产生不切实际的、难以实现的幻想，进而会形成一个更有可能发展成进食障碍的环境。

但是，这并不意味着媒体本身就有能力导致进食障碍。在工业化国家，年轻人几乎都被媒体上的图像所淹没，但也只有少数人会患上进食障碍。此外，早在现在的媒体环境出现之前,进食障碍就已经被清楚地描述过了——150 多年前,"神经性厌食症"这个词就已经被创造出来了!

进食障碍是受朋友影响造成的吗?

关于同龄人对进食障碍的影响,我们所知道的大部分知识来自对年轻人的研究。在青春期,孩子与家庭进一步分离,他们的注意力(和花费的时间)越来越多地转移到朋友身上,这段

社交媒体对进食障碍的影响

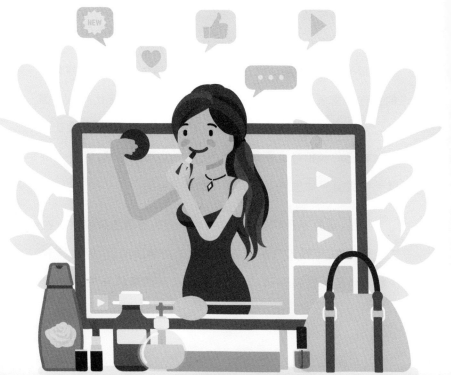

在成长期形成的友谊对他们以后的生活会有很大的影响。长期的研究发现，一个人在青春期接触了正在节食的朋友，预示着 5 年后他对自己的身体会有更多的不满意，可能会使用更极端的和不健康的行为控制体重，并更可能出现进食失控。另一方面，与不过分看重外表或不进行节食的人交朋友，可能有助于保护脆弱的青少年，使他们不会把注意力过多放在变瘦上面。

在对大学生的研究中发现，如果他们的室友专注节食，这可能会提升他们想变瘦的欲望，并可能导致他们出现贪食和暴食／清除的症状。这种影响是持久的。尽管随着时间的推移，个体所处的社会环境可能会发生变化，但大学室友节食仍与女性在 30 多岁时可能出现的不健康的体重控制行为有关。从本质上讲，朋友似乎形成了一个微环境，可以强化或防止进食障碍的态度和行为。确切地说，进食紊乱在多大程度上（以及通过何种机制）是可以"传染"的，尤其是在宿舍、公寓等这样的共同居住环境中，我们还不知道，所以，我们可以得出的结论是，就像其他影响一样，朋友的影响是一个因素，但不是唯一因素，它很有可能会增加进食障碍发生的概率。

重点聚焦：诱发进食障碍的原因多种多样

在现代社会中，如同大多数影响人们生活的疾病一样，进食障碍并没有一个简单的原因。许多风险因素，从个体的心理构成，到遗传自父母的基因、媒体接触和同伴影响等，似乎都在增加和减少人们患进食障碍的概率方面发挥着作用。因此，将进食障碍的发生归咎于任何单一的影响，如父母、朋友或电视节目的影响，都是错误的。然而，大众媒体上总是出现太多不切实际也无法达成的"魔鬼身材"形象，导致一些人对其进行过度追捧，从而引发进食障碍。因此，为预防进食障碍的发生，努力减少人们接触这些"魔鬼身材"形象是值得的，也是重要的。

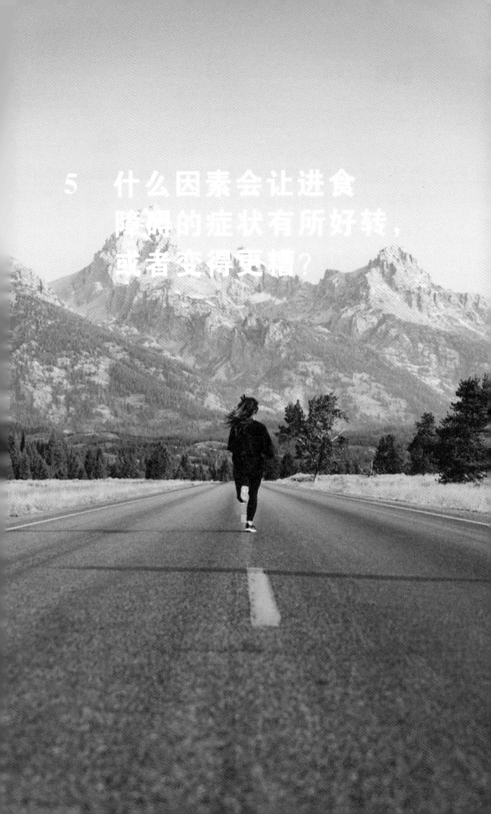

5　什么因素会让进食
　　障碍的症状有所好转，
　　或者变得更糟？

由于进食障碍存在潜在性危害,因此考虑哪些因素可能使进食障碍的症状有所好转或变得更糟是很重要的。通常患有进食障碍的人可能只想解决疾病的某些部分。例如,有些人有暴食发作和催吐的症状,以及间歇性的食物限制症状等,但他们可能只想要治疗暴食发作,而不想要治疗其他行为,因为他们认为只有暴食发作才会引起麻烦。然而,进食障碍的治疗,通常强调所有进食行为及其相关行为正常化,包括每天吃三顿饭和一到两顿加餐以使饥饿信号正常化,以及创建一种方式来帮助患者限制思考食物和进食的时间,并降低暴食的风险。

进食障碍的表现很复杂,因为疾病的一些典型行为在未患有进食障碍的人身上是可以接受的,甚至是被鼓励的。对一个未患进食障碍的人来说,偶尔不吃一顿饭可能没任何问题,但对患有进食障碍的人来说,这样做会带来明显的风险。同样,当一个人考虑是否应该继续上自己喜欢的舞蹈课,或是参加自己喜欢的慈善机构举办的 5 千米长跑时,除了要考虑这项活动对他的体重、整体健康、食物选择的影响外,还应考虑这项活动让他对自身外形和体重产生的想法和感受。

患有进食障碍的人可以运动吗?

运动对大多数人来说是健康的,但对患有进食障碍的人来说就很复杂了。运动有多种目的。它可能有助于增加体能和保持平衡,改善心血管健康,减轻精神压力,或有助于力量或体重管理。然而在患有进食障碍的情况下,运动主要或完全是由以下强烈欲望驱动的:燃烧卡路里、减轻额外体重或防止体重增加、保持(而不是缓解)对身体的不满情绪等。受这些欲望驱动而运动的人可能会在每周的大多数日子里感到被迫运动,每天花很长时间进行运动。在这种情况下,过度的运动本身可能就是进食障碍的症状之一。

对患有进食障碍的人来说,运动可能会开始挤占生活的其他内容。日常运动很难被中断;如果与运动冲突,工作、学习或人际关系中的期望就很难达成(见表 5.1)。对一些患有进食障碍的人来说,运动的目标是身体外形的各个方面,比如增强腹部肌肉、改善上臂或身体其他部位的松弛状态等。这种运动的理由可能在患有进食障碍的男性或女性运动员中更为常见,他们的身体形象问题可能包括强调身体特定部位的外观、无脂肪或力量等。

表 5.1　有问题的运动行为的迹象和治疗干预

有问题的运动行为	治疗干预
低体重时运动	停止非正式的运动 (例如,总是爬楼梯,过度步行);
	停止正式的运动;
	运动仅限于伸展身体、轻柔的瑜伽、冥想等
在一台能计算热量消耗的机器上运动	进行无法监测热量的运动(例如,户外运动、游泳、瑜伽、武术、健身课)
严格的运动	进行不同类型的活动、不同的运动时间和运动强度;
	引入非正式的运动来代替正式的运动
针对身体特定部位的外观进行运动	和他人一起运动;
	进行不同类型的活动;
	避免参加以特定身体部位为目标的课程(例如,腹部锻炼课程)
运动时在镜子里检查身体	在没有镜子的地方运动
每天运动	计划休息日
用运动来代偿暴食	推迟运动,尽量减少运动强度/持续时间,与他人一起运动

　　对身体活动的询问通常是进食障碍评估的一部分,跟踪或改变身体活动的一些方面可能是康复计划的一部分(见表 5.1)。在治疗的某些阶段,运动可能会受到限制,甚至被取消,

特别是在患者需要恢复体重的情况下,他们会担心运动可能让他们更难恢复体重。通常,治疗包括重新引入健康的运动模式,如适度的拉伸、力量训练,甚至有氧力量训练。当一个人在诸如田径竞赛或芭蕾舞等体育运动的背景下患上进食障碍时,该患者的治疗提供者可能会考虑,让患者回到这项运动中是否会带来进食障碍复发的重大风险,或者患者是否可以在合理的参数范围内重新参加这项运动。

适度运动是必要的,但不宜过量

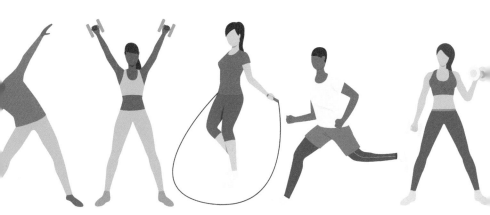

没有专业人员的帮助，情况有可能变好吗？

进食障碍是一种行为紊乱，如果受进食障碍影响的人意识到了这个问题，并有动力去改变，他们可能会减少与疾病相关的行为，并在没有专业人员帮助的情况下恢复健康。有时，改善并不需要太多努力。例如，如果他们所处的环境发生变化，比如出差或外出度假，一些存在间歇性暴食或清除发作的人可能会体验到这些行为的减少。有时这些只是短期的改善，有时会持续较长时间。此外，患有进食障碍的人如果想要中断自己的疾病行为，可以使用自助书籍、其他关于康复过程的书面材料或智能手机应用程序（APP）来帮助自己在没有专业人员帮助的情况下实现改变。对于暴食类的进食障碍，自助疗法已经得到了充分的研究，并在实际治疗中取得了良好的效果。关于自助疗法在治疗神经性厌食症方面的效果，目前的证据并不乐观，而且这种疗法还没有在回避性／限制性食物摄入障碍中得到研究。

对于低龄和较年轻的患者来说，已有强有力的证据表明，家庭可以非常有效地帮助患有进食障碍的儿童、青少年甚至年轻的成人。许多家庭通过与专业人员合作来实现这些改变,专业人员帮助这些家庭实施以家庭为基础的治疗方法。有一些证据表明,父母参与治疗甚至比患者参与治疗更重要!此外,尽管孩子改变的动机有强有弱,但一些家庭在没有太多或没有任何专业人员帮助的情况下帮助孩子完成了这些改变。不管孩子的年龄大小,大多数家庭成员——无论是父母、兄弟姐妹还是伴侣——都在帮助患有进食障碍的亲人方面发挥着作用。患有进食障碍的成人有时也会选择寻求同伴的支持。在进食障碍的研究领域,研究人员对同伴支持和同伴指导的兴趣日益增长,这是一种帮助人们保持治疗的动力从而朝着更健康的行为发展的策略;然而,目前还没有强有力的证据来支持这种方法的有效性。进食障碍的家庭赋能和支持治疗(Families Empowered and Supporting Treatment of Eating Disorders, F. E. A. S. T.)和治愈项目(Project HEAL)是两个为父母、家庭和受影响的个人提供在线和面对面同伴支持的组织。

虽然没有专业人员的帮助也能使情况好转,但毫无疑问,专业人员的帮助是非常有用的。当症状还不是特别严重,或者当一种疾病刚刚出现时,人们去尝试任何感觉有用的方法都是合理的,包括一些自助方法和其他辅助方法。然而,如果进食障碍的症状持续存在,或者在短暂缓解后又复发,或者一开始只有一点点改善,就应该考虑去看有治疗进食障碍经验的专家,如果获得专业服务的机会有限,就应该去看全科医生。完全缓解进食障碍的症状(即治愈)是可能的,但是如果症状持续的时间越长,就越难改变它们。

关于进食障碍的一个棘手的事情是,它们可能会让人对健康和幸福产生矛盾的感觉。例如,神经性厌食症患者往往不愿将体重恢复到正常水平,因为他们害怕体重增加,并过分担心体形和衣服尺码的改变。因此,神经性厌食症患者读了本书后可能会认为他们不需要专业人员的帮助,而是选择读一本自助书,或者在不做任何其他事情的情况下,希望通过改变他们的环境来改善他们的症状。所有患有进食障碍的人以及爱他们的家庭成员都需要记住,进食障碍是可以有效治疗的疾病,疾病的症状可能会影响患者对治疗需要的判断,延误治疗可能会使完全康复更加困难。如果一种方法(包括那些非专业人员的方法)没有效果,那么重要的做法是换一种新的方法,这种新方法也许只是增加治疗的强度而已,这也是可以采纳的,但不可推迟治疗的进程。

为什么不用抽脂术或其他整容手术来改变外表呢？

有时，患有进食障碍的人对自己身体或身体某个部位的外观非常不满意，以至于他们对快速修复整容手术感兴趣，比如希望通过抽脂术去除脂肪来收腹或形成大腿间缝隙等。虽然许多整容手术都得到了美国食品药品管理局（Food and Drug Administration，FDA）的批准，因此看起来足够安全，但对进食障碍患者来说，整容手术可能会面临特别复杂的问题。

患有进食障碍的人非常担心自己的体形和体重，他们认为身体上的改变（比如少一些脂肪，多一些肌肉，多一些骨性突起等）会在某些方面让自己感觉好一些。这种想法本身就是疾病症状的一部分，并不是现实需求的反映。换句话说，认为体重较轻或拥有更平坦或更结实的腹肌会让生活更美好的想法实际上是不正确的。事实上，诸多调查身体满意度的研究都一致发现，在患有进食障碍的人中，身体满意度并没有随着体重减轻而改善，实际上还可能会恶化。对这些不正确的执念，最有效的治疗方法是针对这些有问题的假设进行谈话治疗，而不是进行外科手术。谈话治疗不是一个快速解决问题的方法，但却是一个更安全的方法，会让人们的感觉更好。

当然，在大多数进食障碍的发病期，患者很难忍受对身体的不满情绪。有些人会把这些感觉描述为无法忍受，认为这些感觉是折磨他们的最糟糕的部分。通常情况下，患者开始接受自己的身体发生在进食障碍治疗得到改善的最后阶段。只有在体重和进食习惯恢复正常几个月或几年后，人们才会相信自己的身材是可以接受的。然而，整容手术并不是治疗肥胖恐惧症或其他疾病症状的推荐疗法，因为整容手术不会在更广泛的范围内带来身体形象或自尊的持久改善。

社交媒体的使用如何影响进食障碍的症状？

社交媒体是我们当今生活中不可或缺的一部分，许多患有或未患有进食障碍的人都使用社交媒体与朋友和熟人交流。问题是，对一些人来说，他们自己或朋友的照片会增加他们对外表的担忧，并让他们过度关注体形和体重。患有进食障碍的人可能会对自己的外貌有一种通过比对来满足自己争强好胜的心理的需求，他们会把自己现在的照片与过去的照片相比较，或者把自己的照片与朋友的照片相比较。患者参与照片有关的活动的程度，如在脸书（Facebook，一种交友社交软件）或照片墙（Instagram，一种图片分享社交软件）上发布和分享照片，与他们对身体的不满和进食紊乱有关。一些研究表明，人们花在社交媒体网站上的总的时间过长，可能会降低他们对自己身体的接受度，或增加对体形的关注。尤其是对青春期的女孩来说，花在社交媒体上的时间似乎直接与"苗条即完美的"这一想法的内化有关，并被驱使着去追求瘦（有时要付出巨大的代价），以及用无益的方式密切审视自己的身体（通常称为身体检查）。

患者会密切审视自己的身体

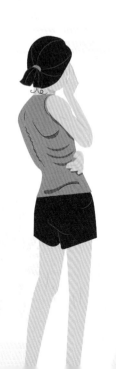
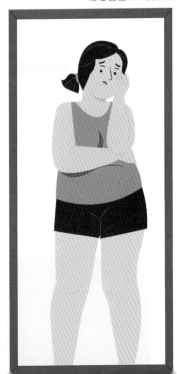

进食障碍患者应该与他们的治疗提供者一起讨论在社交媒体上花费太多时间是否让他们更加心烦不安，因为详细谈论社交媒体体验是使患者能在治疗中获得帮助的一个重要因素。如果对有关社交媒体使用问题的回答是"当然，我在用照片墙"，那绝对是有更多值得讨论的问题的！对一些人来说，关注那些正在从进食障碍中康复的人的社交媒体资料会给他们带来灵感和认可。另一些人可能会感到自己落后于人，这时需要有人提醒他们，从进食障碍中恢复的过程很少是一帆风顺的。同样重要的是要记住，一些人可能不会在社交媒体上披露他们每个方面的进展，包括他们受到的挫折，因此，脸书（Facebook）的功能可能更像是一本假书（Fakebook）。

另外，使用社交媒体可能会让一些人困在一个由疾病定义的世界里，而不是专注于其他生活领域的个人成长。在这种情况下，可以鼓励患有进食障碍的人建立一个与食物和身体形象完全无关的社交媒体形象，比如，关注那些专注职业目标或其他爱好的人或组织。无论是否患有进食障碍，人们都应该认真思量一下，自己花时间看自己和朋友的新老照片是不是都是值得的。如果感觉到在上下滑动照片上花费的时间与接纳体形的目标不一致，就需要考虑做出一些改变了。

重点聚焦：什么因素会让进食障碍的症状有所好转，
或者变得更糟？

　　进食障碍是一种复杂的疾病，进食障碍的症状可因一系列活动的改变而改善，或者恶化。例如，虽然多一点的运动似乎总是一个好主意，但它可能不适合一个患有进食障碍的人，更重要的是要注意识别运动在什么时候会变成另一个问题的症状，或者会导致对体形的过度担忧。患有进食障碍的人可能会因为感觉无法控制某些行为，如暴食，而变得非常沮丧，但却没有意识到他们认为积极的行为，如不吃饭和从不吃甜点，可能也需要改变才有助于克服暴食。想要准确地确定，比如准确地说清楚哪种类型和何种强度的治疗对哪些特定的人是有效的，这都是极其困难的。对一些疾病症状不太严重的人来说，自助性资源、与朋友或家人交谈，或拜访他们的医生，可能都是他们需要去做的。对许多人来说，需要有经验的专家进行治疗才会有效。全科医疗保健服务提供者也可以提供帮助，特别是在专家资源有限的情况下这种帮助是必需的，而对少数人来说，日间治疗或住院治疗等强化治疗手段则是非常必要的。

记住这两条重要原则：第一，越早干预，治疗成功的可能性越高；第二，如果目前的治疗没有效果，则需要改变治疗方案。

6 进食障碍与其他精神障碍存在共病现象吗？

进食障碍不会凭空发生。它们与抑郁症、焦虑症和其他一些精神障碍有很高的共病率，我们将在本章中进行讲解。进食障碍与另一种精神障碍出现的顺序有以下三种：

(1)另一种精神障碍出现在进食障碍之前；

(2)这些障碍或多或少是同时发生的；

(3)另一种障碍发生在进食障碍康复之后。

进食障碍与另一种精神障碍出现的顺序在不同人身上差别很大。同样，许多患有进食障碍的人从未被诊断出患有其他精神障碍，大多数患有其他精神障碍的人也不一定会继续发展为进食障碍。然而，我们必须承认，多种障碍同时存在会使进食障碍的识别复杂化，其治疗也将更复杂。

患有进食障碍的人还可能患有其他哪些精神障碍？

抑郁症

抑郁症——正式名称为重性抑郁障碍——是一种情绪障碍。抑郁症患者的症状包括持续的情绪低落，对以前喜欢的活动丧失兴趣，精力不足，注意力不集中，睡眠、食欲紊乱，以及感觉或认为自身没有价值，感到绝望（有时伴有想要自杀的感觉）。抑郁症是一种最常与神经性厌食症、神经性贪食症和暴食障碍并发的情绪障碍。

50％～70％的神经性厌食症患者在其一生中会经历抑郁发作。如果抑郁症早于进食问题出现，或在体重恢复或维持健康体重一段时间后持续存在抑郁状态，在这一时期抑郁症是最容易诊断的。因为在任何饥饿的人身上都会出现抑郁症的几种症状（这些症状在营养充足的情况下会有所改善），包括：

(1)情绪低落；

(2)从以前喜欢的活动或关系中退出；

(3)精力不足；

(4)注意力不集中；

(5)睡眠模式的改变；

(6)食欲不振。

有1/3到2/3的神经性贪食症患者在他们的一生中会经历抑郁发作。抑郁症是成人神经性贪食症患者寻求治疗时最常见的合并症，发生率为50％～70％。在暴食障碍患者中，抑郁症的发生率与神经性贪食症患者相当。事实上，抑郁症可能是暴食障碍患者第一次来接受治疗的直接原因，相比暴食障碍,医生在常规检查中更容易发现并确诊抑郁症。然而,如果暴食障碍没有被识别出来,该患者的治疗效果就可能达不到预期。

例如,一些抗抑郁药可能会导致轻微的体重增加,也有一些则可能会干扰食欲,导致难以正常进食。这些副作用对患有进食障碍的人来说可能是特别严重的问题,当抑郁症与进食障碍共存时,治疗提供者需要对这两个方面都有所了解,以便开出最有治疗作用的药物(并帮助患者考虑到所有的选择)。此外,抗抑郁药安非他酮绝对不应该给患有进食障碍的人服用,尤其是那些有清除行为的人不能服用此药。当进食和情绪问题同时出现时,治疗提供者需要定期检查患者出现的所有症状。

由于回避性/限制性食物摄入障碍在进食障碍的研究中处于相对较新的阶段,人们对其与抑郁症共病的情况了解较少。初步的研究表明,绝大多数(80％以上)患有回避性/限制性食物摄入障碍的年轻人在寻求对进食问题的治疗时没有出现抑郁症或任何其他情绪障碍。

焦虑症

DSM-5 中的焦虑症包括社交焦虑障碍(社交恐惧症)、广泛性焦虑症、惊恐障碍、广场恐惧症、特定恐惧症、分离焦虑障碍和选择性缄默症(后两种主要在年轻人中被诊断出)等。焦虑症和暴食障碍的终身共病率为 $56\%\sim65\%$,其中特定恐惧症和社交恐惧症是最常见的两种。社交恐惧症是一种焦虑症,最常与神经性厌食症同时发生。虽然需要对进食障碍的风险因素进行更多的研究才能得到明确的答案,但在儿童时期出现焦虑症,尤其是社交恐惧症或广泛性焦虑症,似乎会增加人们患进食障碍的风险。根据早期的报告,在寻求治疗回避性/限制性食物摄入障碍的年轻人中,有多达 25% 的人同时在与广泛性焦虑症作抗争。

社交恐惧症指的是对社交或表演场合的持续恐惧,因为在这些场合中,一个人可能会被他人审视或接触陌生人。人们通常担心自己会做出令人尴尬的举动,或者会表现出明显的焦虑。他们倾向于回避社交场合,特别是当他们认为自己很可能被他人评价的时候;当他们身处其中时,他们可能会感到强烈的焦虑(有时是惊恐)。尽管他们自身能意识到恐惧是不合理的或与眼前的情况是不相符的,但回避、预期性的焦虑或痛苦感受在这种情况下会继续存在,并干扰他们的日常生活。

社交功能通常会受到进食问题的影响,这通常表现为避免与他人一起吃饭,对体形或体重感到难为情,或由于严格的进食规则或代偿行为而在社交上孤立自己。当患者的社交焦虑和相关的回避行为被归因于进食障碍时,他就不会被诊断为患有社交恐惧症,他的这些症状有望在进食障碍得到治疗后改善。

强迫症

强迫症,以前被认为是一种焦虑症,现在在 DSM-5 中被单独作为一类障碍列出。这是一种以反复出现个体不想要的想法、感受、念头或感觉(即强迫思维),以及个人感到一再被迫去做某事的行为(即强迫行为)为特征的问题。通常,强迫行为是为了摆脱强迫思维。

与食物、体形、体重或运动有关的强迫思维和强迫行为并不包括在强迫症的诊断依据之内。如果这些特征存在,通常可以更好地由进食障碍的诊断来解释。尽管患有神经性贪食症的人患强迫症的概率会升高,但强迫症和神经性厌食症之间的联系尤为明显,因为这两种疾病有相似之处(即强迫性思维模式和刻板行为)。

已经有一些证据发现,强迫症和进食障碍(特别是神经性厌食症)可能有一些共同的遗传影响,这可以加深我们对基因在精神症状和精神障碍发展中的作用的理解,这就解释了为什么神经性厌食症患者中有一部分人也患有强迫症,更多关于基因如何导致这些复杂疾病的信息在第 18 章有较为详细的描述。强迫症在神经性厌食症患者身上出现的时间通常要早于进食障碍发生的时间。

患者会出现强迫思维

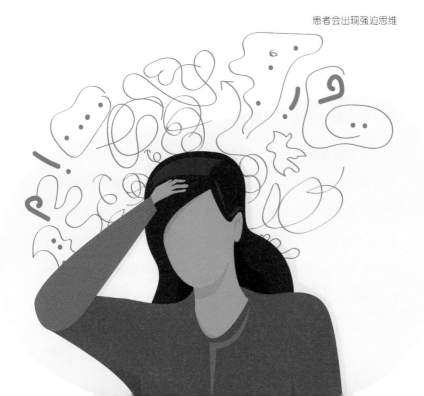

尽管关于回避性／限制性食物摄入障碍的评估数据有限，但对青少年的一项大型医学研究发现，大约 6％的患有回避性／限制性食物摄入障碍的青少年也符合强迫症的诊断标准。营养不良和由此产生的饥饿状态会加重强迫症的症状（类似于前面所述的饥饿会产生抑郁症状）。神经性厌食症或回避性／限制性食物摄入障碍患者仅在饥饿状态下才会出现的强迫症症状，可以通过体重恢复来解决。

酒精及药物滥用

这种滥用包括反复地、不正常地使用酒精、药物或两者兼而有之。提示存在有问题的行为模式的指标包括危及生命安全（例如，酒后驾车）、影响日常生活（例如，旷课、上班迟到）、导致健康问题或产生生理性依赖。

在进食障碍和伴发的问题中，研究最深入的课题之一是酒精及药物滥用和神经性贪食症之间的关系。大约有 25％的患有神经性贪食症的女性报告她们一生中会有酗酒或药物滥用的问题，或两者兼有。为什么会出现这种情况？一个观点是神经性贪食症患者和酒精及药物滥用患者往往都具有冲动的性格特征。事实上，酒精及药物滥用主要发生在有进食问题（包含暴食行为）的人群中，也包括暴食障碍和暴食／清除型神经性厌食症患者，但与限制型神经性厌食症患者的相关度较低。尽管这还需要有更多关于性别差异的研究来确定这种现象，但这种相关性在女性身上的表现可能比在男性身上更明显。酒精及药物滥用通常更多地发生在神经性贪食症之后，而不是这种病症之前。

如第 2 章所述，有些患有神经性贪食症或暴食／清除型神经性厌食症的人，通过滥用药物如利尿剂或泻药等进行清除，这种行为被认为是进食障碍的一部分，而不是单独的酒精及药物滥用。然而，当患有进食障碍的人滥用处方药（如兴奋药阿德拉）或非法药物（如可卡因）来抑制食欲和控制体重时，两者之间的界限是模糊的。如第 3 章所述，全面的进食障碍评估会包括一系列问题的考察，以确定是否存在明显的酒精及药物滥用问题。

创伤

创伤是指直接或间接地接触到个人、好友或亲人受到严重伤害、侵犯或死亡威胁等事件，其本身并不是一种精神障碍。

然而，正如在第 2 章中提到的，经历一个重大的精神压力源，包括创伤，会增加一个人患上一系列精神障碍的风险，包括进食障碍，无论经历过创伤的人是否会发展成全面的创伤后应激障碍，出现的情况似乎都是如此。那些患有进食障碍和经历过创伤的人有时会说，他们的症状——节食、清除、暴食——至少在一定程度上是为了处理与创伤经历相关的痛苦回忆而发展起来的不健康的应对机制。然而，重要的是要记住，创伤（与童年焦虑很相像）是与进食障碍相关的一个可能的风险因素，而且

暴食有时是为了应对创伤经历

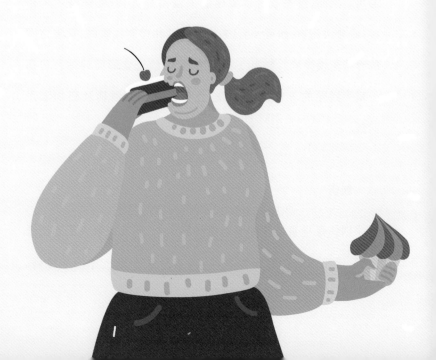

它也是与其他精神障碍有关的风险因素。

伴发的其他精神障碍如何影响进食障碍的治疗?

另一种精神障碍的存在对进食障碍的治疗的影响在很大程度上取决于两种精神障碍发展的顺序和个人因素。如果其他精神障碍开始于进食障碍发生之前,并且已经得到成功治疗,那么制订进食障碍治疗计划的人,可能会对接下来需要进行怎样的治疗工作心里有数,并且会对康复的可能性持乐观态度。

当多种精神障碍同时出现时,治疗可能需要更长的时间,治疗过程也会经历更多的曲折。幸运的是,许多用于治疗进食障碍的药物与用于治疗一系列焦虑和其他情绪症状的药物是相同的。同样,针对进食障碍的循证谈话疗法与针对抑郁症、焦虑症和酒精及药物滥用所推荐的谈话疗法存在重叠,比如在一种被称为认知行为疗法(cognitive behavioral therapy,CBT)的心理疗法中学习到的特定技能,可以得到更为广泛的应用。例如,在治疗神经性贪食症的认知行为疗法中,患者努力使饮食模式正常化,并发展和使用交替的、愉快的活动来推迟暴食发作。在治疗抑郁症的认知行为疗法中,患者会努力给自己安排各种愉快的活动来完成,而不过多考虑自己的精力水平或情绪状况。此外,那些用来挑战有问题的想法的策略,也可以很容易地应用到"我令人厌恶"和"我很失败"这两种信念的消解上。在这样的情况下进行治疗可能需要更多的练习,因此,治疗提供者需要花费更多的时间和耐心来让患者感觉更好从而缓解症状,这样的治疗会很有效,足以使两种同时出现的精神障碍都得到有效治疗。

在其他情况下,按顺序治疗两种同时出现的精神障碍可能是有道理的。在进食障碍的治疗开始之前,可能需要先干预目前处于发作期的严重的酒精及药物滥用问题。相反,神经性厌食症的危急状态(即低体重)的治疗需优先于社交恐惧症。

当进食障碍缓解后出现另一种精神障碍时,新的精神障碍的治疗可能完全不受个人进食障碍史的影响或仅受到很小的影响。然而,这还是取决于个人状况、特定的障碍类型和所处的环境。主要关注的问题有如下几个方面:

(1)当前精神障碍的治疗是否包括影响食欲、进食或体重的药物;

（2）当前精神障碍的症状是否会影响进食或体重相关的行为（如抑郁症所致的食欲不振，社交恐惧症所致的害怕与新同事共同进餐）；

（3）当前精神障碍是否会引起进食障碍的症状复发，例如以暴食来应对与当前精神障碍有关的痛苦，实际上这种应对行为对病情的缓解是无效的。

重点聚焦：与进食障碍共病的精神障碍

进食障碍可与抑郁症、焦虑症和其他几种精神障碍共病，包括强迫症和酒精及药物滥用等。一些抑郁症状（如精力不足）、焦虑症状（如担心食物或社交性进食的情况）和强迫症状（如计算热量或反复测量自己的身材）看起来可能是不同的问题，但它们实际上是进食障碍本身的一部分。当存在几种明显的精神障碍并且它们差不多同时发生时，识别和治疗进食障碍可能会变得更加复杂。

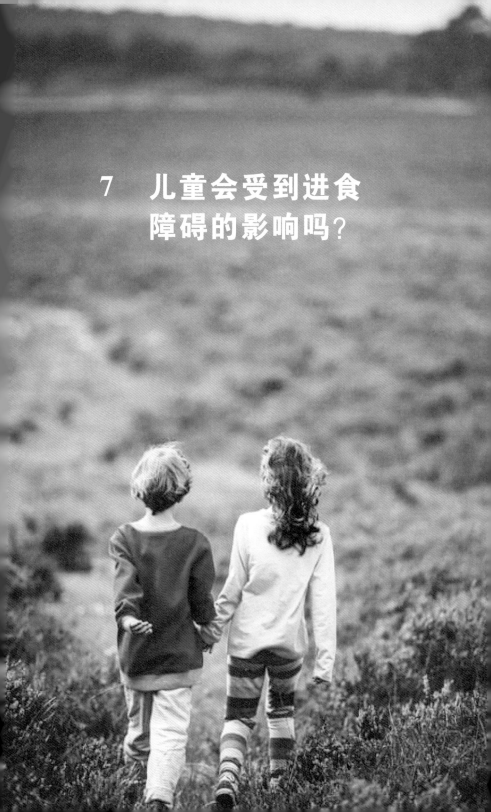

7 儿童会受到进食障碍的影响吗?

不幸的是,低龄并不能保护儿童免受进食障碍的影响。对儿童的研究表明,一年里有一半的女孩和 1/4 的男孩报告存在节食,近 1/3 的女孩和 15％ 的男孩表示自己的进食很不正常,需要进行医学评估。清除行为在儿童中并不常见,但它确实存在,这个事实显然是相当令人担忧的。在被诊断为进食障碍的患者中,儿童中的男女比例(1∶6)略高于成人中的男女比例(1∶10)。虽然发生在男孩中的暴食障碍或其他进食障碍,以及轻微的或非典型的病例似乎在增加,但这可能反映了卫生专业人员更好的觉察和识别能力,而不是出现进食问题的儿童的数量真的增加了。

最常见的进食障碍及其发病时间如下:

(1)小儿喂养障碍——婴儿期和学步期;

(2)回避性/限制性食物摄入障碍——童年中期;

(3)神经性厌食症——青春期早期到中期;

(4)神经性贪食症——青春期后期到成年早期;

(5)暴食障碍——青春期后期到成年早期。

尽早识别进食障碍问题与良好的治疗结果相关。重要的是,在了解青少年进食障碍的相关知识时要记住,大多数儿童不会出现这些问题,而且大多数出现这些问题的儿童会完全康复。

什么是小儿喂养障碍？

小儿喂养障碍这个术语至今尚无确切的定义,通常被用来描述一系列发生在非常年幼的儿童中的严重的进食问题。这些儿童中有许多在出生时就有一些问题,他们不能正常进食,而且他们在生命早期没有成功地获得独立进食所必需的技能,比如吞咽时不被噎住的能力。有时,小儿喂养障碍会在早产婴儿中发生;有时,它会在消化道有问题的婴儿中发生;而有时,它发生的原因没有人能真正弄清楚。

这一领域的专家已经能非常熟练地运用各种方法来确保受影响的儿童获得足够的营养以使他们正常生长,并设计各种方法来帮助儿童最终学会自己吃饭。

小儿喂养障碍和回避性／限制性食物摄入障碍之间至少有某种程度的重叠。目前相关研究正在进行中,以明确界定两者之间的界限,以及是否应该将小儿喂养障碍作为回避性/限制性食物摄入障碍的一种亚型。毫无疑问,解决这个问题还需要一些时间。

什么是回避性/限制性食物摄入障碍?

如第 1 章所述,回避性/限制性食物摄入障碍在 DSM-5 中被列入进食障碍部分。这是一个广泛的类别,包括各种临床表现。回避性/限制性食物摄入障碍的主要特点是高度限制性的进食,但它与挑食不同,挑食是在许多儿童中常见的、在发育中正常出现的进食模式。回避性/限制性食物摄入障碍的不同之处在于,对食物限制非常严格,导致体重过轻(或体重不增加/发育停滞)、其他医学问题或社会问题,例如:

(1)不能和朋友在一起玩耍、参加生日聚会、在外过夜时一起吃饭;

(2)拒绝在学校食堂或夏令营期间尝试新食物;

(3)很难和家人去餐厅吃饭。

与神经性厌食症患者不同,回避性/限制性食物摄入障碍患者会因为食物的质感或颜色等感官特征而避开食用某些食物，这是因为他们会对进食行为产生恐惧或焦虑情绪，例如担心进食时被噎住，或者是因为对食物完全没有兴趣。对回避性／限制性食物摄入障碍患者来说，食物限制与担心变胖、关注体形或体重无关。

年幼的儿童可能无法清楚地表达他们对自己外表的想法，因此很难区分回避性／限制性食物摄入障碍和神经性厌食症。这两种进食障碍都与进食时的焦虑和痛苦有关。对回避性／

食物的质感或颜色可能会影响进食

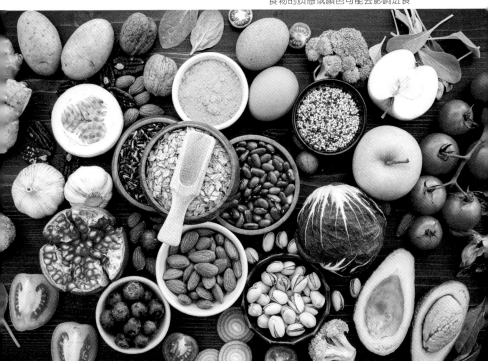

限制性食物摄入障碍的研究才刚刚开始,科学家对更好地了解这种障碍以及对一些患有这种障碍的年轻人最终是否会发展成神经性厌食症的研究非常感兴趣。

如何治疗回避性/限制性食物摄入障碍?

一般来说,最有希望用于治疗回避性/限制性食物摄入障碍的方法是行为干预,这一方法旨在帮助人们正常进食,如有必要,还可以改善体重。虽然目前还没有证据证明这些干预措施是有效的,但它们是由心理治疗方法演变而来的,这些方法在其他类型的进食障碍中都得到了很好的验证,对这类进食障碍的治疗是否有帮助,相关的研究正在进行之中。

针对回避性/限制性食物摄入障碍的一种心理治疗方法,是认知行为疗法的一种特别形式,被称为暴露疗法(exposure therapy)。这种方法将在第12章中详细介绍。暴露的目的是在治疗中或治疗外为来访者提供学习的机会,首先来访者在心理治疗师的指导下直面恐惧和厌恶感,接下来学着管理这些情绪,最后学会独立地面对它们。对回避性/限制性食物摄入障碍患者来说,这可能包括尝试以下类型的食物和面对以下的情形:

（1）被认为恶心的食物；

（2）质地或颜色不吸引人的食物；

（3）和以往选择的品牌不同的食物；

（4）在不适合进食的情况下进食（例如，患者害怕呕吐，却被要求坐在椅子上一边旋转一边吃花生酱）。

虽然暴露疗法可能包括不同寻常的尝试，但其目标是增加进食行为的灵活性，以改善营养状况，恢复健康的体重或改善社会功能。暴露是个性化的，心理治疗师会在早期制定暴露等级表来作为治疗路线图。儿童和他们的心理治疗师一起承担越来越具有挑战性的尝试，这些尝试虽然是可控的，但仍然是困难的。因为治疗过程预计会很困难，所以暴露疗法通常比典型的谈话治疗过程要长。

回避性／限制性食物摄入障碍的另一种心理治疗方法是基于家庭的治疗（family-based treatment，FBT），也将在第 12 章中详细介绍。在这种类型的心理治疗中，父母作为改变的推动者参加治疗，在心理治疗师的帮助下，父母被授权制订有意义的进食计划，鼓励孩子改善进食行为。例如，心理治疗师帮助父母选择他们的孩子应该尝试的食物（需要提醒的是，父母一定要听从心理治疗师的建议，因为心理治疗师最了解哪些食物是对他们的孩子最有益的），建立一个重复尝试新食物的时间表，并为孩子成功尝试（不是享受，只是尝试！）不同的食物建立奖励体系。

由于有些患有回避性/限制性食物摄入障碍的儿童年龄很小，其他治疗方法包括单纯的父母行为疗法和多家庭父母团体心理治疗。在团体治疗中，父母们学习行为干预的主要原则，然后对如何在他们的孩子身上实施这些原则相互支招。解决问题的方式可能包括生动的角色扮演等。当一种新的食物被引入时，家里会出现什么情况呢？小组成员提供支持和建议，或者从其他家长那里获取让孩子感觉有吸引力的强化方法（即奖励）。最后，由于回避性/限制性食物摄入障碍可能包括严重的食物限制、完全拒绝食物，因此需要仔细考虑患者的医疗状况。为了帮助患者恢复营养状况，更系统化的干预措施甚至住院治疗或鼻胃管喂养都可能是必要的。

什么样的进食行为会给儿童带来问题？

有几种类型的进食行为，虽然很常见，但已知会增加一些易感儿童未来出现暴食和体重问题的风险。例如，儿童在没有饥饿感的情况下进食会增加其在青春期暴食的风险，对女孩来说尤其如此。

秘密进食——故意隐藏吃了什么或吃了多少——是另一种可能标志着儿童进食紊乱或对食物持负面态度的行为。可能表明存在秘密进食的情况包括以下几种：

（1）儿童房间或背包里的食品包装纸；

（2）不明原因的食物丢失；

（3）尽管儿童似乎吃得非常少，但体重增加过多。

儿童的秘密进食与以下问题有关：过度担心体形或体重，限制进食和清除行为问题的可能性增加，以及抑郁的症状。

对儿童来说，与成年后体验到的暴食发作可能有关的是在进食时失去控制的经历，而非进食量的多少。儿童虽然不能总是轻易地获得食物，但可能仍然会有暴食的冲动。至于多少食物才是客观上大量的食物，根据儿童不同的成长阶段，其数量可能会有很大差异。超过 1/4 的超重儿童和青少年经常体验到进食失控的感觉，正常体重的儿童也会经历这种类型的进食问题。儿童进食失控、暴食和过度进食都预示着在青春期和成年期出现暴食问题（如暴食障碍或神经性贪食症）的可能性更高。尤其对女孩来说更是如此。

早发性神经性厌食症和典型的神经性厌食症有什么不同吗？

一般来说，就像我们在第 2 章提到的，进食障碍开始于青春期或成年早期。然而，偶尔的情况下进食障碍可能在青春期之前就开始了。这在神经性厌食症中已经得到了很好的证明：一小部分病例开始于青春期初期，甚至更早，早到只有 8 岁或 9 岁。也许令人惊讶的是，虽然患者的年龄很小，但在他们身上，这种疾病的特征与那些典型的青少年病例非常相似。

对幼儿的治疗也与对青少年的治疗相似。家庭是这一过程中不可分割的一部分。在幼儿和青少年中，评估体重不足是通过比较相应年龄和性别标准下的 BMI（将在第 14 章中进一步介绍）。这被称为 BMI 百分位数，或基于年龄和性别的 BMI 的中位数百分比。体重恢复目标是根据 BMI 百分位数和儿童自身的生长轨迹确定的。因为儿童会随着时间的推移而成长，所以体重是一个不断变化的目标。重要的是，父母要知道，尽早发现孩子有进食问题与好的治疗结果相关，父母和儿科医生可以相互合作，成功地帮助孩子恢复饮食，增加体重，并生长发育到正常的体重范围。

重点聚焦：儿童进食障碍问题

儿童也会出现喂养和进食问题。小儿喂养障碍、回避性/限制性食物摄入障碍和神经性厌食症是儿童中最常见的进食障碍。虽然神经性贪食症和暴食障碍往往发生在青春期或成年早期，但这些疾病的标志性特征——进食时的失控感——一些儿童也体验过。尽早识别进食障碍和父母参与治疗将有助于大多数儿童实现完全康复。

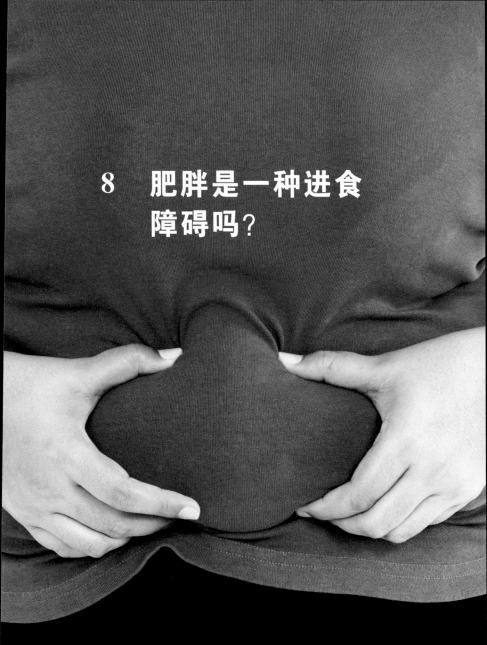

8 肥胖是一种进食障碍吗?

我们经常被问到这个问题。答案很简单：不是。

为了理解这个答案，我们需要从肥胖的定义开始。肥胖只是身体脂肪过多。它是一种身体状态，不是一种行为。很多因素影响着一个人是否会变胖。这些影响因素包括：

(1) 一个人与生俱来的基因；

(2) 一个人成长过程中会接触到的食物；

(3) 一个人的运动量；

(4) 一个人会吃的食物。

人们吃什么食物很大程度上受他们可获得的食物的影响，很多专家担心，在美国，变得肥胖越来越容易，因为美味、高热量和廉价的食物随处可见，更不用提有多少广告在推销这些食物了（相反，你在电视上很难看到这么多关于绿叶蔬菜的广告）。

一些进食紊乱，特别是暴食障碍，也可能导致肥胖。但是大多数肥胖的人并未患有进食障碍。

正如我们在第 1 章中提到的，肥胖大致可与贫穷类比。贫穷可以被定义为没有足够的钱或资源来满足基本需求，如食物、衣服和住所等。许多因素都会导致贫穷，特别是经济因素，但一个人的天生能力、受教育程度以及他从家庭获得的支持等也是影响因素。在少数情况下，精神障碍也会导致贫穷，但大多数贫穷的人并没有精神障碍。同样，大多数肥胖的人并没有进食障碍。

如何测量肥胖？

衡量一个人是否肥胖的一个简单而常用的方法是计算他的 BMI。互联网上有很多网站介绍这个计算。

表 8.1 总结了成人（包括男性和女性）BMI 的常用参考范围。

对儿童和青少年来说，由于生长发育过程中他们的身体在不断变化，对他们的 BMI 的解释更为复杂。

表 8.1　成人的体重分类

分类	BMI 范围/（千克/米²）
正常体重	18.5—24.9
超重	25—29.9
轻微肥胖	30—34.9
中度肥胖	35—39.9
重度肥胖	40 及以上

值得注意的是,BMI 并没有专门测量体脂量。但是,事实证明,体脂量与 BMI 密切相关,通常,一个 BMI 超过 30 千克/米^{2}的成人总是会被发现有过多的体脂。

肥胖和进食障碍之间有什么关系吗?

虽然肥胖绝对不是一种进食障碍,但已有研究证明,肥胖和进食障碍之间存在联系,尤其是肥胖和暴食障碍之间。具体来说,随着肥胖程度的增加,人们患暴食障碍的概率也会增加。例如,最近的一项研究发现,在严重肥胖人群中,约有 3% 的人患有暴食障碍,而在体重正常或超重的人群中,这一比例只有 0.5%。

暴食会导致肥胖吗?

也许会令人惊讶,但这个问题的答案确实是尚不清楚。暴食当然有可能导致某些人的肥胖,但对另一些人来说,暴食可能只是肥胖的另一种症状,或者可能是对节食的反应。我们没有足够的信息来确定哪种情况更接近真相。

　　还有一些关于儿童的信息。因为在儿童成长的过程中，正常的热量摄入量可能会很高，所以很难定义什么是异常大量的食物。因此，该领域的研究人员转而关注那些经历了进食失控的儿童，他们在开始吃东西后就觉得停不下来。一些研究表明，经常经历进食失控的儿童——也就是说，时常感觉无法停止进食——比那些没有描述过这种情况的儿童更有可能增加过多的体重。

重点聚焦：肥胖

　　肥胖的定义是体内脂肪过多，肥胖并不是进食障碍。暴食障碍在非常肥胖的人群中的发生率是相当低的，但仍高于不肥胖的人群。目前还不清楚是暴食助长了肥胖的发展，还是应将其视为肥胖的症状。然而，有迹象表明，一个人在儿童时期进食失控可能会导致其体重随着时间的推移而过度增加。

第二部分

采取治疗和康复行动

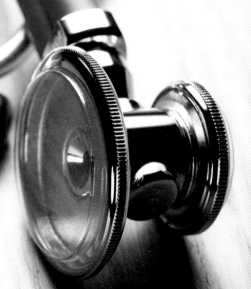

9 进食障碍患者可以在
哪里接受治疗？

进食障碍一旦被确诊，对治疗方案的选择可能是个令人头疼的问题。通过网络我们可能会快速找到许多治疗方法（认知行为疗法、基于家庭的治疗、人际心理治疗、辩证行为疗法等）和一长串的治疗项目列表，提供这些项目的机构可能不包括附近或周边地区那些我们熟悉的医院或医疗机构。

进食障碍的治疗通常旨在帮助人们改变进食行为，有时还会帮助人们改变体重，其主要思想是阻断症状，缓解与进食、体形和体重有关的、令人焦虑的想法和感觉。这些行为治疗可以由许多监督力度不同的治疗机构提供。医疗保险行业使用"护理水平"这一术语来描述不同强度的治疗方案（见图 9.1），最高的护理水平意味着最高强度的治疗方案（住院治疗），而最低的护理水平表示最低强度的治疗方案（门诊治疗）。

住院治疗和居住式治疗有什么不同？

住院治疗和居住式治疗是治疗进食障碍的两种最高强度的治疗方案。使用这两种治疗方案的原因包括：

（1）患者生命体征不稳定，比如脉搏、血压或实验室检查异

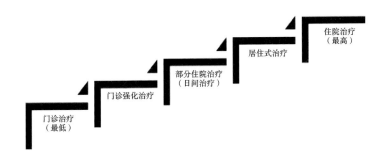

图 9.1　进食障碍治疗的护理水平

常或体重明显偏低等；

（2）患者在用餐时间乃至全天都需要支持和监督。

虽然住院治疗和居住式治疗都包括一周 7 天、每天 24 小时的照护，这意味着患者在项目组里生活和睡觉，而不是在家里，但这两种治疗方案在许多方面是不同的（见表 9.1）。

进食障碍的住院治疗通常设在医院的内科或精神科。内科病床可用于接收那些因进食障碍而造成严重躯体并发症的青少年或成人，一些内科已经制定了照顾这类患者的方案。内科可能会重新开始给患者喂食以稳定患者的躯体状况，然后将他们转介到精神病院或居住式治疗中心。当进食障碍患者的行为过于紊乱需要相对严格的管理时，精神专科医院可能是患者进行住院治疗的最佳选择。当患者的躯体状况严重不稳定，或没有精神专科医院可以接收患者住院治疗,但因患者病情过于不稳定而无法考虑居住式治疗时,综合医院可能是患者进行住院治疗的最佳选择。随着病情改善,患者可以从住院治疗转到居住式治疗或其他级别的治疗。基于患者的医疗保险计划,临床团队通常会推荐适合患者病情严重程度的治疗方案。此外,患者和家属的选择以及患者之前的治疗经历在医生综合考虑选择治疗方案时也非常重要。

表9.1 住院治疗和居住式治疗方案的不同特征

	住院治疗	居住式治疗
监督	医疗人员全天24小时服务; 频繁的医疗监护; 精神科病房通常是封闭式的	重在日间治疗; 有限的医疗监护; 医疗人员并非全职人员
可获得的干预措施	医疗和药物管理、基于团体的治疗、通常提供个体治疗和家庭治疗; 提供鼻胃管喂养或不合作情况下的治疗; 可选择静脉补液	提供团体治疗、个体治疗和家庭治疗; 通常采取药物治疗
患者特征	自愿或非自愿住院; 躯体状况稳定性有差异	自愿住院; 躯体状况稳定

在进食障碍的住院治疗或居住式治疗期间，患者要做什么？

进食障碍的住院治疗和居住式治疗项目通常包含一套团体治疗及治疗性进餐的时间表。个体治疗和家庭治疗通常也包括在内。许多治疗小组强调技能的培养和行为的改变，并可能包括认知行为疗法的原则。还有一些治疗小组是支持性的，包括减压策略、处理人际关系、出院计划和准备等。在进食障碍的住院治疗或居住式治疗期间，患者在工作人员的监督下一起进食。依据诊断和疾病的严重程度，患者需要按照规定的热量水平和营养计划进餐。餐后通常会有一个由参与用餐的工作人员组织的关于用餐体验的小组讨论，随后工作人员会监督一段时间，旨在帮助患者控制任何会使进食障碍持续下去并干扰患者恢复的冲动行为，如催吐或运动等。

护理级别高的项目通常围绕健康进食和达到健康体重来制订进食计划，许多项目会采用循序渐进的方式来增加食物数量和种类。旨在促进体重增加的营养计划通常会使用营养补充品(例如，营养奶粉和各种蛋白粉等)来帮助患者，使他们在治疗阶段有足够的能量可以用来消耗。许多项目还会使用运动管理体系来帮助巩固治疗进展。例如，患者刚入院时可能被限制在病房内，但当他们的病情逐渐稳定并达到了进食或体重改善的目标时，可能会有员工陪同他们外出。通常情况下，患者在接受系统化的治疗并取得进展后，可以有更多的自主性，比如可以在菜单上选择吃什么样的食物或与同伴一起烘焙，甚至可以在临床工作人员的陪同下去买衣服。

什么是非自愿治疗？

有些患者不愿意寻求治疗。出于对体重变化及正常进食的恐惧，许多患者对他们可能需要接受的治疗感到担忧。对于那些因进食障碍而产生了严重的躯体及精神并发症的患者，即使患者说自己不想接受治疗，家人或医疗服务提供者也应该鼓励他们去接受治疗。

大多数治疗进食障碍的方法只适用于那些同意参加某个住院项目或门诊治疗的患者。然而，如果患者被评估为有严重的伤害自己或他人的风险且没有能力做出有利健康的决定时，精神专科医院也有接收非自愿治疗患者的程序。

美国的每个州和县在涉及患者的权利以及在违背患者意愿进行住院和治疗方面都有不同的政策和程序。例如,在纽约州,如果有两名医生证明患者面临迫在眉睫的风险,而且患者缺乏做出合理医疗保健决策的能力时,就可以实施非自愿住院治疗程序。患者可以对此决定提出上诉,并将案件提交法官进一步考量。居住式治疗并非在医院实施,因此患者不能被强制接受居住式治疗。

由于儿童和青少年只有通过父母的同意才能住院治疗,所以虽然许多年轻的进食障碍患者会说他们是被迫接受治疗的,但在法律上他们被认为是自愿的,因为他们的住院得到了父母或者其他法定监护人的同意。

参与住院治疗的心理治疗师通常在让不同年龄的患者参与治疗方面有丰富的经验,帮助他们认识到治疗的必要性,在治疗过程中会让他们感觉自己不像是患者,而更像是合作伙伴。许多患者在开始时不愿意甚至拒绝治疗,但随着治疗的推进,他们逐渐变得愿意接受治疗了。

什么是门诊强化治疗？

门诊强化治疗是一个总称，指的是一种特定的护理水平，包括每周几次的治疗随访，通常涉及在监督下用餐，每次就诊可能还会有一些谈话治疗小组。这种治疗方案比单独看门诊的患者接受的治疗强度更高，但比许多系统设计的治疗项目的治疗强度要低，而且患者在接受这种治疗时并未住在治疗机构里。健康保险计划将门诊强化治疗级别的护理水平描述为中等强度的医疗服务。门诊强化治疗通常用于帮助已经完成了以医院为基础的强化治疗的患者，帮助他们降低治疗强度或过渡到低强度的治疗。但并非所有的保险计划都会覆盖门诊强化治疗的费用，一些保险计划愿意以更灵活的方式覆盖部分住院或日间治疗项目（而不是其他服务）的费用来支付门诊强化治疗。

门诊强化治疗和部分住院治疗的区别是什么？

门诊强化治疗和部分住院治疗在治疗时间上有所不同，但

两者通常都包括谈话治疗小组和在监督下进食。部分住院治
疗有时也被称为日间治疗。许多治疗项目通过门诊强化治疗
来帮助患者从更高强度的部分住院治疗护理水平过渡到不那
么系统性的治疗，从专科治疗项目过渡到社区门诊治疗。此
外，由于保险计划可能只涵盖部分住院治疗和门诊强化治疗中
的某一项，因此这两种治疗项目能满足更多患者的不同需求。
虽然部分住院治疗和门诊强化治疗在技术层面上都属于门诊
服务（因为患者每晚都住在自己家里），但它们与最低水平的治
疗（即我们接下来将描述的门诊治疗）是不同的。

门诊治疗有哪些选择？

门诊治疗指的是提供给那些晚上住在自己家里并按时来
就诊的患者的医疗服务。这与一天中至少持续几个小时的居
住式治疗、住院治疗形成鲜明的对比。大多数只接受门诊治疗
的人至少要看一位专家。由于进食障碍涉及医学、心理学和营
养学方面的问题，许多患者需要看不止一位专家。例如，患者
在接受门诊治疗时可能会去看初级保健医生（监测躯体症状的
稳定性）、心理治疗师（谈话治疗）和营养学家（营养咨询）。理

想情况下,当一名患者在门诊接受多位专家治疗时,这些专家可以作为一个临床团队一起工作,其中一名专家作为团队负责人负责协调团队成员间的沟通。

不同类型的进食障碍患者被推荐使用不同的门诊治疗方法(这些方法将在第 12 章进行更详细的介绍)。例如,对年轻的神经性厌食症患者推荐使用基于家庭的治疗,该治疗由接受过这种方法训练的治疗师提供。通常,作为门诊治疗计划的一部分,基于家庭的治疗不包括门诊医生以外的其他临床医生

基于家庭的治疗

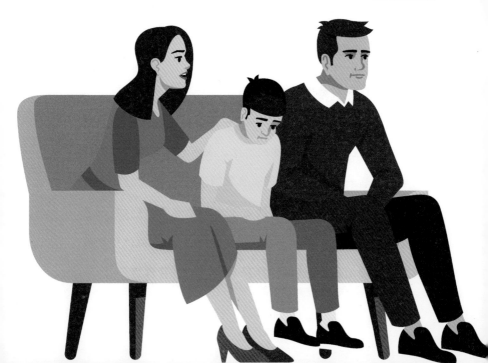

(如个体治疗师、营养专家等),这是因为治疗依赖于父母在治疗期间完成大部分的再喂养和支持工作。治疗团队可能会因所选临床医生的不同而有差异,一些精神科医生乐于同时提供心理治疗和药物治疗,而另一些医生则不会,这可能是因为他们没有接受过与进食障碍相关的心理治疗的培训。

对那些需要比门诊治疗团队提供更多监督和系统治疗的患者,或者对那些仅通过门诊治疗无法实现体重或进食行为改善的患者,我们推荐他们采取更高强度的门诊治疗方法,如上文所述的门诊强化治疗或部分住院治疗方案。

循证治疗是什么样的治疗?

循证治疗指的是有科学证据支持治疗某种疾病的特定策略或方法,这些证据常发表在科学杂志上。例如,用认知行为疗法治疗神经性贪食症已经在多个已发表的研究中都得到了成功的结果,因此认知行为疗法被认为是一种有强有力证据支持的循证治疗(更多支持认知行为疗法的证据见第 12 章)。循证治疗这个术语被随意地应用于很多治疗项目,尽管这些项目对外宣称说所使用的是循证治疗,但实际上它们正在使用的治疗方法并没有经过科学研究(例如,若带领团体认知行为疗法的心理治疗师未正式接受过针对进食障碍患者的认知行为疗法的培训,那么这一认知行为疗法不能被认为是一种循证治疗)。值得注意的是,虽然居住式治疗和其他强化治疗方案通常用于帮助青少年和成年进食障碍患者改善他们的症状,但在这些治疗方案中使用的方法尚未得到充分的研究。

一些治疗项目正开始收集关于短期临床效果的信息,以便为患者、患者家属和专业人员提供关于这些项目预期结果的更可靠的证据。越来越多的研究结果被发表在学术出版物上,这将有助于收集关于治疗方法的循证证据。在不断地学习有效的治疗方法的同时,我们发现目前尚缺乏那些更高护理水平的治疗(如居住式治疗)与基于循证证据的门诊治疗(如针对青少年神经性厌食症的基于家庭的治疗和针对神经性贪食症的认知行为疗法)相比较的信息,这一点非常重要。

不同的治疗方案有什么不同?

通过网络搜索或拨打进食障碍热线,你会看到一长串令人困惑的治疗选项。有许多不同的项目和不同的治疗方法可供选择。在考虑各种选择时，考虑不同治疗方案的内容、提供者和地点将有助于患者做出选择。

选择哪种治疗？

依据诊断的进食障碍的不同类型和需要关注的症状，我们可以推荐具体的治疗方案。例如，认知行为疗法有助于治疗神经性贪食症，基于家庭的治疗有助于治疗青少年神经性厌食症，人际心理治疗也被推荐用于治疗暴食障碍（关于这些具体方法的更多信息见第12章）。进食障碍的核心症状是与进食和体重有关的行为紊乱，因此，所有治疗方案中用于治疗进食障碍的大多数方法都侧重于行为改变。治疗方案的其他要素可能包括药物治疗或营养咨询，由在这些领域的专家提供（例如，负责营养咨询的注册营养师等）。

谁提供这些治疗？

由于进食障碍是一种涉及多个方面的疾病，来自不同学科的医疗专家可能会参与到治疗中来。一些专业人员可能会接受多种治疗方法的训练。例如，一位心理治疗师（如心理学家、社会工作者）可能接受过认知行为疗法和基于家庭的治疗方法的培训。一些内科医生可能擅长于营养管理,但其他临床医生则可能提供其他特定的干预措施。例如,注册营养师能够提供营养咨询,但可能没有接受过其他治疗方法的培训。患者(或患者的家属)应该清楚地了解:(1)临床医生接受的培训和专业领域;(2)每个团队成员能提供的服务及每个团队成员的独特角色;(3)团队成员如何就患者的进展相互沟通。关于"谁提供这些治疗"的更多信息详见第10章。

在哪里接受治疗?

进食障碍的治疗方法有不同的强度及备选方案。

一般来说,在推荐适当的治疗方案或护理水平时,应考虑疾病的严重程度和既往的治疗反应。进食障碍的护理水平或治疗的强度,与每周的治疗次数(频率)和在特定治疗方案下对患者的监督程度有关。这类似于感染链球菌性咽喉炎的患者接受的治疗,患者先在一段时间内每天服用一定次数的处方抗生素,然后患者便可以选择是否按照推荐的方案进行治疗,是使用仿制药品还是原研药品,以及决定在哪家药店买药等。在某种程度上,这些决定主要是基于成本和便利性的考虑。临床医生或治疗团队通常会推荐进食障碍的最佳治疗方案。最终,患者、患者家属或双方都会根据地点、费用（包括该项目是否包含在患者的医疗保险内）和患者临床团队的建议来选择合适的医疗服务机构进行治疗。如果患者在最初治疗时没有得到医疗保健专业人员的建议，他们则可能在门诊评估或医疗检查时获得相关建议。这种情况类似于主诉自己常常偏头痛的患者在初次会见初级保健医生后被转诊到神经科，由神经科医生进行专科处理。

这些项目的效果如何？

很可惜，人们在参与特定项目后的行为信息并未被系统地收集起来。然而，越来越多的项目开始收集和提供这些信息以帮助患者和患者家属就何时何处寻求帮助做出明智的决定。我们知道，更高水平的护理对体重增加（对于那些需要的人）和行为改变是非常有效的治疗方案。这意味着与护理水平较低的治疗方案（如部分住院治疗或门诊强化治疗）相比，住院治疗和居住式治疗的支持和监督水平能够让患者的体重更快速地增加到推荐范围，并使患者尽快地进入下一个治疗阶段（如体重的维持、预防复发、门诊管理等）。

如果治疗无效怎么办？

虽然有很多针对进食障碍的治疗方法，但并非推荐的所有治疗方法都适用于每个人。如果你或你关心的人在接受了一段时间的治疗后症状没有改变，那么就可能需要尝试一些不同的治疗方法。确定一个可衡量的治疗目标，与治疗提供者达成一致，并为达到这个目标制定一个总体的日程表是很有用的。例如，如果改善体重或中断暴食发作是治疗目标的一部分，那么患者和治疗提供者就应该决定每周预期的进展进度，并概述实现这一进展需要关注的主要参数。（例如，要多久才能开始看到进展？暴食发作减少几次就意味着有进步？如果目标中的体重改变或与进食障碍相关的某一行为的减少没有按计划出现，会发生什么？）

如果治疗没有达到患者及其治疗团队一致认可的目标，那么就需要对某些方面做出改变。有时，可以在治疗过程中做出一些改变，比如增加药物、更换团队成员（团队中是否已经有营养师？）或者增加治疗的频率。有时，进展缓慢表明患者需要更高水平的护理。这意味着如果门诊治疗不起作用，那么就需要考虑更加系统化(包括可执行监督进食方案等)的门诊治疗,甚至居住式治疗或住院治疗。

患者都需要接受所有级别的治疗吗？

这个问题的答案是否定的。大多数患者在治疗进食障碍的过程中,并不需要接受所有级别的治疗。一些项目已经开发出一种逐步治疗进食障碍的方法,以便使一些患者在可能的情况下不必接受最高级别的治疗,或者帮助患者在某个阶段接受最高级别的治疗后,成功地转至门诊治疗。目前的研究表明,有许多种方法可以降低高护理水平的治疗,该领域的科学家们越来越感兴趣的问题是,早期识别和及时转诊到有循证依据的门诊治疗是否可以降低高护理水平治疗的必要性。

治疗费用是多少？

美国的医疗费用是很高的。2008 年美国通过的《精神卫生均等及成瘾治疗衡平法》以及随后的其他立法,澄清并加强了精神健康的平等性,美国医疗保健制度对精神健康的覆盖范围有所增加,进食障碍已被包括在内。尽管有这些改进,但不同的保险计划对医疗和行为保健的覆盖范围有所不同。因此,在假设某个特定项目或特定类型的治疗可以获得报销之前,要先向保险公司核实,这是很重要的。

由美国政府资助的保险计划(例如,医疗保险和医疗补助)并不为发生在许多独立治疗机构的治疗费用买单,这是由于一项过时的立法,即《精神疾病机构排除法案》,这项法案禁止在超过 16 张床位的独立行为健康机构中使用联邦基金治疗成年患者。这项立法使医疗保险和医疗补助无法用于进食障碍的居住式治疗和住院治疗项目。

虽然人们通常不会自费支付全部治疗费用,但了解与进食障碍治疗相关的大致费用可能是有用的。在美国的不同地区,医疗保健提供者对门诊患者收取不同的费用。例如,在美国许多地区,精神科医生每次治疗收费 100~200 美元,但在纽约地区收费超过 200 美元。在美国的一些地区,心理治疗师的收费在 90~150 美元,但在大城市,收费将高于这个范围。在美国许多地区,营养师每次收取 75~125 美元的费用。根据患者选择的治疗方案不同,治疗费用也不同,部分住院治疗方案的治疗费用为每天 350~750 美元,而居住式治疗的费用大约是部分住院治疗的两倍,每天 650～1500 美元。住院治疗或基于医院的治疗方案的费用每天高达 1000 美元,一些多专业学术医疗中心的治疗费用可能每天高达 5000 美元。

如果有人没有保险来支付治疗费用怎么办?

就像其他疾病一样,进食障碍的治疗费用是很高的,其费用通常可由保险计划报销。众所周知,人们在行为健康治疗方面接受的治疗远远低于实际需求,因此,在美国似乎只有特权阶层才能获得治疗。但如下的努力有望改善这种情况。第一,在立法层面努力推进精神健康平等,即通过确保精神健康保健与任何保险计划中的医疗保健一样可报销,这已经帮助人们更容易获得行为健康治疗。第二,公共保险,包括美国联邦资助的医疗保险和州资助的医疗补助计划,通常可以报销在学术医疗中心和社区诊所接受治疗的费用。第三,也是很重要的一点,循证治疗的推广形成了一些自助治疗手册,包括针对暴食及相关行为的认知行为疗法手册,以及帮助青少年神经性厌食症患者家庭的家用手册(基于家庭的治疗)。

重点聚焦：治疗方案

进食障碍的治疗通常包括几种旨在帮助人们改变进食行为和减少相关症状的干预措施。基于患者的躯体及精神状况的严重程度，临床医生团队可以基于不同的治疗方案提供不同护理水平的治疗。进食障碍的治疗通常由普通医疗机构内的专门科室提供，或由专门的治疗进食障碍的项目组提供。典型的治疗方案包括门诊治疗、门诊强化治疗、部分住院治疗、居住式治疗和住院治疗等。

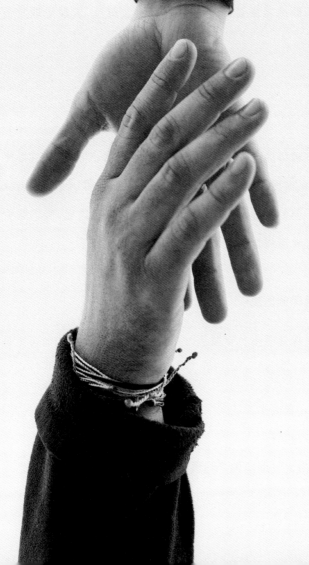

10 进食障碍的治疗由谁来提供?

进食障碍是一种复杂的疾病,通常需要多学科参与进行团队合作治疗。要对治疗提供者有充分的了解似乎是非常困难的,但花点时间去真正了解是谁在提供进食障碍的治疗,以及他们在帮助患者康复的过程中扮演什么角色,这都是非常值得的。

进食障碍治疗团队的成员有哪些人?

进食障碍的治疗可以由一系列专业人员(这可不像切除阑尾那样,只有医生,尤其是外科医生才能做)提供。不同的专业人员有不同的技能,但他们往往会有交集。在这里,我们会介绍参与进食障碍治疗最常见的专业人员。

初级保健医生

初级保健医生负责监测一个人的整体健康状况,他可能是一位:

(1)儿科医生;

(2)内科医生;

(3)为女性服务的产科医生或妇科医生。

通常情况下，初级保健医生是患者或其家属在出现进食障碍问题并寻求治疗时的第一个接触者。这位医生是患者进入医疗系统的一个入口。

初级保健医生在诊断中起着关键作用。当有人出现在医生的办公室，担心体重减轻或体重增加，或者是出现症状（比如呕吐或者停经）时，关键的首要任务是确定造成问题的原因是进食障碍还是其他疾病，如感染或胃肠道的问题。显然，心理治疗或抗抑郁药不是治疗感染的正确方法，所以在开始治疗前确定诊断是很重要的！

如果确诊了进食障碍，初级保健医生就会评估进食障碍可能导致的潜在躯体问题。这些问题主要是由于体重过低（如神经性厌食症患者会出现的情况）或过高（如许多暴食障碍患者会出现的情况），或进食相关行为紊乱（如催吐）造成的后果。这些问题可能是轻微的或不存在的，也可能是危及生命的，关键是在必要时医生需要对患者进行监测和治疗，直到康复。根据所监测问题的性质和严重程度，门诊随访的频率截然不同（有关躯体问题的类型以及通常如何监测的更多信息，详见第3章）。如果患者的体重很轻，医生可能希望每周见到他，以确认他的体重是否在增加。如果患者频繁催吐，医生可能会要求他验血以确定钠、钾和氯等电解质是否正常。如果不正常,医生可能会给患者开处方补充剂。同时,医生可能会建议测量骨密度,因为神经性厌食症患者的骨密度通常比较低。

精神科医生

精神科医生也是医生,因此,跟初级保健医生一样,你也能在他们名字后面看到"医学博士"或"医生"的字眼。他们读过医学院,然后在住院医师期间完成了专科培训,在这期间他们学习了精神障碍的诊断和治疗等相关知识。像初级保健医生一样,他们也可以开药,这通常是他们在进食障碍治疗中扮演的角色。确切来讲,我们知道抗抑郁药对一些类型的进食障碍有效,这些药物通常是由精神科医生开具的。然而,情况并非总是如此。如果患者因进食障碍服用稳定剂量的简单药物进行治疗,或者当地没有精神科医生,那么初级保健医生也可以承担开具精神科药物的角色。精神科医生在监测患者的躯体状况和提供心理治疗方面扮演着多种角色。也就是说,一些精神科医生对与进食障碍相关的躯体问题非常了解,并在监测和治疗这些问题上起着主导作用。同样,一些精神科医生在针对进食障碍的心理治疗方面发展出广泛的专业技能,他们自己也可以提供心理治疗。

心理学家

心理学家是大学毕业后在研究生院学习心理学并获得博士(PhD 或 PsyD)学位的专业人士。心理学哲学博士(doctor of philosophy in psychology,PhD)和心理学博士(doctor of psychology,PsyD)在临床专业知识方面的区别是不明显的。拥有心理学哲学博士学位的人被认为是心理学研究方面的专家,而那些专攻临床心理学(与神经科学或发展心理学等其他领域不同)的人在进行精神障碍相关的原创研究方面接受了广泛的培训。有心理学哲学博士学位的人和有心理学博士学位的人都接受了广泛的培训,为一系列患者提供不同类型和形式的心理治疗(如个体治疗、夫妻治疗、团体治疗等)。一般来说,心理学家不能开具治疗精神障碍的处方药物。但是,在一些国家,他们在接受额外的培训后可以这样做。

然而,通常情况下,心理学家参与进食障碍的治疗,是因为他们在心理治疗方面的专长被证明是有用的。

社会工作者

社会工作者通常在大学毕业后进入研究生院,并获得硕士学位,或者博士学位。要获得临床工作的执照,社会工作者需要接受额外的临床培训,包括在医院、病例管理服务中心、居住式治疗中心和私人诊所等任何一个或多个场所进行督导下的临床实践。

社会工作者通常在处理家庭问题上比较擅长。在系统化的治疗方案中,如住院治疗或居住式治疗,社会工作者是临床团队中的一员,他们与患者的家属接触最多。在进食障碍的治疗过程中,他们提供的治疗常常集中于:

(1)提高家庭成员对进食障碍及其治疗的了解;

(2)促进患者和家庭成员之间就进食障碍症状是如何在家庭环境中出现的进行沟通,重点是解决问题;

(3)制订出院后的初步治疗计划。

一般来说,社会工作者,尤其是那些在专业的治疗机构工作的人,可以相当熟练地应用心理治疗技术治疗进食障碍。

心理治疗师

心理治疗师一词是对提供谈话治疗的临床工作人员的统称,可能包括精神科医生、心理学家和社会工作者等。

注册营养师

注册营养师通常均已获得食品科学和营养学学士学位,接

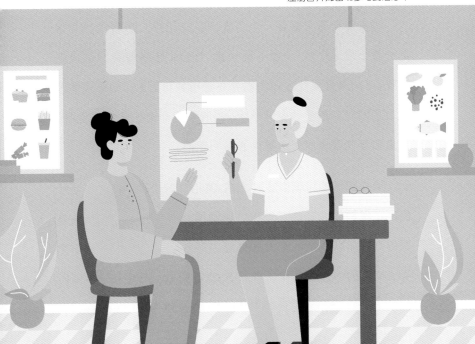

注册营养师密切参与到治疗中

受过 6 至 12 个月的督导训练，并已通过国家考试。取得注册营养师的资格并不像精神科医生、心理学家或社会工作者那么严格，而且在一些地方，人们对于这个头衔的使用并没有正式的规定。

注册营养师会密切地参与到进食障碍患者的治疗中。他们会对患者的饮食给出具体的建议，帮助他们选择饮食方案，均衡营养，以防不良的进食模式影响疾病的康复。

治疗团队

进食障碍通常需要一个专业团队来治疗。患者往往会首选去看心理治疗师，一般心理学家、社会工作者等会提供谈话治疗，但如果需要处方药物则要去看精神科医生。初级保健医生会定期检查患者的躯体状况，注册营养师则在食物的选择、分量和营养教育等方面提供咨询和帮助。

治疗团队的组成有多种方式，其治疗效果取决于参与治疗的医疗保健提供者的专长和专业水平。有两个因素是至关重要的：（1）团队成员的能力和经验；（2）他们之间以及他们与患者之间沟通的情况。理想情况下，患者可以与一个在进食障碍治疗方面有丰富经验并且协作默契的团队保持紧密联系。

虽然治疗团队由不同成员组成，但成员们通常会在确定团队负责人人选方面达成一致意见。在团队负责人人选上，以下因素可能会被考虑：

(1)与患者接触的频率；

(2)医患关系的持续时间；

(3)与患者的接近程度(例如，学校临床医生)；

(4)具有进食障碍治疗方面的专业知识和经验。

无论谁被确定为团队负责人，这个人在协调团队成员之间的工作方面都起着重要作用，因此要定期沟通，以确保这一责任不会落在患者或患者的家人身上。

治疗团队需要与患者合作来确定治疗目标。为达到商定的目标，在决策的过程中，团队需要保持坚定支持的立场，这样有助于治疗取得最好的效果。因为这样可以保护患者，使他们不用在生病时去做艰难的决定。

精神科医生和其他心理治疗师的区别是什么？

如前所述，精神科医生是医生——从医学院毕业，然后在精神科完成 4 年的住院医师培训，在此期间，他们在资深精神科医生的指导和督导下照料患者。（儿童精神科医生还需再花 2 年时间接受针对儿童和青少年的评估和治疗方面的培训。）因为精神科医生也是医生，所以他们可以开处方药。

心理治疗师是提供心理治疗（即谈话治疗）的临床工作人员的统称。没有"心理治疗师"这一专业学位。精神科医生的教育和认证标准化项目中包含了大量的心理治疗培训。另外，在美国大多数州，心理治疗师的执照认证中没有包含对接受这些培训的正式要求。相比之下，精神科医生必须获得培训地所在州的执照，而获得执照则要求精神科医生拿出已完成培训的证明文件。

谁为进食障碍患者提供心理治疗？

进食障碍患者的谈话治疗可以由任何接受了足够培训并

具有丰富经验的专业人员提供,他们可用其熟悉的心理治疗形式开展治疗。通常,心理治疗由有执照的心理学家、精神科医生或社会工作者提供。和许多职业一样,临床医生的技能取决于他们所接受的培训以及他们提供治疗的频率。经验很重要!

因此,在判断一个人的资历时,了解他在哪里上学、毕业后在哪里接受培训(研究生培训)以及他有多少经验都是很有用的(见表 10.1)。

表 10.1 评估临床医生治疗进食障碍经验方面的问题

示例问题
您擅长治疗哪些进食障碍问题?
您行医多久了?
您的治疗方案中有哪些是针对进食障碍患者的?
您是专门治疗特定年龄的患者还是特定类型的进食障碍?
您接受过哪些专业培训?
您是否经常和其他专业人员一起工作? 他们是哪些类型的专业人员?
您如何确定治疗对进食障碍患者是有效的,如果治疗无效,您熟悉其他治疗资源吗?

重点聚焦：治疗提供者

有很多专业人员可以为进食障碍患者提供治疗，包括初级保健医生、精神科医生、心理学家、社会工作者、注册营养师等。

通常，治疗由一个专业团队提供，在团队负责人的协调下进行治疗。选择治疗提供者主要考虑几个因素，包括在当地哪些人可以提供治疗等，其中，一个常见的重要考虑因素是专业人员在治疗有关疾病方面的经验。

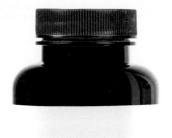

11　有没有治疗对食疗法[...]有帮助[...]

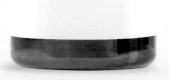

药物是治疗进食障碍的工具之一。医生可能会使用几种不同类型的药物一起治疗，这样可能会达到疗效显著的效果。有时患者只需要在短期内（几天或几周）服用药物，但一般情况下，患者需要服用几周或几个月才能获得最佳疗效。

治疗进食障碍的药物有哪些？

没有哪种药物可以治疗所有的进食障碍。不同的药物可用于治疗不同类型的进食障碍。但是，在详细讨论哪种药物用于治疗哪类进食障碍之前，让我们先回顾一下所使用的药物种类。

抗抑郁药

抗抑郁药无疑是进食障碍患者最常使用的药物。这类药物历史悠久，第一种抗抑郁药异丙烟肼是在 20 世纪 50 年代被发现的，是一种治疗结核病的药物的衍生物，当时的医生注意到，一些结核病患者在接受这种类型的药物治疗时变得非常开心。由于异丙烟肼的肝脏毒性作用，因此在 20 世纪 60 年代早期这一药物已被停用，但它促进了第一类抗抑郁药物单胺氧化酶抑制剂(monoamine oxidase inhibitor，MAOI)的发展。

在 20 世纪 50 年代后期，对于第二类抗抑郁药的发现，运气也是很重要的一个因素。氯丙嗪(冬眠灵)在 20 世纪 50 年代早期被人们发现并用于治疗精神分裂症，在尝试开发治疗精神分裂症的新药物的过程中，科学家发明了一种叫作丙米嗪(米帕明)的药物。结果证明，丙米嗪对精神分裂症的治疗毫无帮助，但它对抑郁症的治疗非常有效。它是三环类抗抑郁药(tricyclic antidepressant，TCA)的第一个成员，因为它的化学结构有三个环。

显然，单胺氧化酶抑制剂和三环类抗抑郁药对重度抑郁发作患者和某些类型的焦虑症患者(以及神经性贪食症患者)都有效，但它们有显著的副作用，若服用过量可能会致命。因此，1988 年氟西汀(百优解)的引入是一个分水岭。氟西汀与单胺氧化酶抑制剂和三环类抗抑郁药的疗效大致相似，但它实质上更安全、副作用更小。氟西汀可用来抑制对大脑中的一种特殊的化学物质——5-羟色胺的重摄取，延长和增强该物质的作用，是抗抑郁药选择性 5-羟色胺再摄取抑制剂(selective serotonin reuptake inhibitor，SSRI)的第一个家族成员。

自从氟西汀问世以来，许多其他的 SSRI 类药物也被研发出来并上市，它们的作用彼此非常相似（见表 11.1）。一个小的化学变异导致了 5-羟色胺和去甲肾上腺素再摄取抑制剂（serotonin-norepinephrine reuptake inhibitor，SNRI）的发展。这类药物，如文拉法辛（怡诺思），不仅抑制对 5-羟色胺的再摄取，也抑制对大脑中的另一种化学物质——去甲肾上腺素的再摄取，而且在疗效和副作用上与 SSRI 类药物大致相似。

表 11.1　各类药物总结、举例［通用名（常用的商品名[①]）］

以及治疗进食障碍的常见用法

药物类别	例子	治疗进食障碍的用法及注意事项
抗抑郁药	氟西汀（百优解） 舍曲林（左洛复） 文拉法辛（怡诺思） 安非他酮（乐孚亭）	有助于治疗神经性贪食症和暴食障碍 美国食品药品管理局提醒，安非他酮用于神经性厌食症和神经性贪食症可能会有癫痫发作的风险

---

① 此表格内药物的商品名采用了国内常见的译名。——译者注

续表

药物类别	例子	治疗进食障碍的用法及注意事项
抗精神病药	奥氮平(再普乐)	可以帮助神经性厌食症患者增加体重
抗焦虑药	地西泮(安定) 阿普唑仑(佳静安定) 劳拉西泮(罗拉) 氯硝西泮(氯硝安定)	可以缓解急性焦虑，例如，在进餐前后，疗效持续数小时，但长期使用有成瘾风险
兴奋药	二甲磺酸赖右苯丙胺 (Vyvanse)	可用于治疗暴食障碍，可能会引起脉搏和血压的轻微升高
抗惊厥药	托吡酯(妥泰)	可用于治疗暴食障碍和神经性贪食症，可能会导致嗜睡或思维迟钝

显然，抗抑郁药之所以被称为抗抑郁药是因为它们对治疗抑郁症状有效。但据我们了解，它们在治疗其他精神障碍方面也相当有效，包括多种形式的焦虑症、强迫症以及本章后面讨论到的几类进食障碍。

SSRI 类药物和 SNRI 类药物的副作用通常是最小的，但不同的个体之间差异很大，并且会对少数人造成困扰。最常见的副作用如下：

(1)睡眠问题；

(2)性功能问题。

然而，根据相关报道，少数人，尤其是少数青少年，在开始服用 SSRI 类药物或 SNRI 类药物进行治疗时曾有过自杀想法

药物可能导致睡眠问题

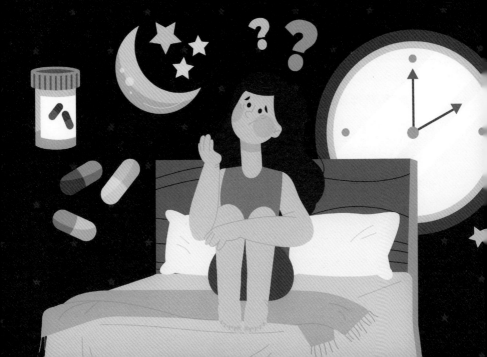

增多的经历，这显然是一个需要仔细监测并改进的方面，特别是在新药临床试验之初。

安非他酮是一种抗抑郁药，它不属于任何一种典型的抗抑郁药。这是一种有效的药物，然而在应用于神经性贪食症患者的早期研究中时，有几位患者出现了癫痫发作的症状。人们一直没有搞清楚为什么会发生这种情况，有人猜想可能是进食障碍的某些特征使患者在服用安非他酮治疗期间更容易出现癫痫发作。此外，当时可获得的安非他酮是立即释放式的，这意味着它会迅速进入血液，可能导致浓度过高，因此盐酸安非他酮缓释片被研发出来并获批上市。尽管如此，由于服用安非他酮的神经性贪食症患者会出现癫痫发作，美国食品药品管理局强烈建议不要给神经性贪食症患者或有神经性厌食症病史的患者开安非他酮这种药物。

抗精神病药

自从 20 世纪 50 年代早期引入氯丙嗪（冬眠灵）以来，许多药物被研发出来用于治疗精神分裂症等精神病性障碍。精神病性障碍是指个体现实检验能力异常。例如，患有精神病性障碍的人可能会产生妄想（一种根本不真实的推理与判断）或幻觉(听到或看到其他人没有感知到的东西)。

抗精神病药可以帮助患者减少或消除幻觉和妄想症状,使患者的思维更加清晰。此外,大多数抗精神病药可以缓解焦虑。因为这些药物不但对其他类型的患者有效,而且还有增加体重的副作用,所以这些药物有时被考虑用于治疗进食障碍患者,尤其是神经性厌食症患者。通常只有当其他治疗方法不足以帮助患者恢复正常体重时,为了减轻他们的焦虑和躁动情绪,才考虑使用这种疗法。最近,一项关于抗精神病药奥氮平治疗神经性厌食症的研究发现,在没有其他副作用的情况下,奥氮平对体重增加有一定的益处(关于这项研究的更多细节见第 16 章)。

抗焦虑药

人们已经研发出各种药物来治疗焦虑症状。最为人熟知的一些抗焦虑药包括地西泮(安定)、阿普唑仑(佳静安定)、劳拉西泮(罗拉)和氯硝西泮(氯硝安定)等。这些药物和其他化学结构上密切相关的药物均能帮助人们入睡和维持睡眠状态。除了让人感到困倦之外,它们的副作用相对较少。然而,如果长期使用,它们也有让人成瘾的风险。因此,一般建议只服用一小段时间。

其他药物

用于治疗进食障碍的其他药物中,最重要的是近期被用于治疗暴食障碍的一种中枢神经兴奋药——二甲磺酸赖右苯丙胺。中枢神经兴奋药在化学结构上与苯丙胺相似,被广泛用于治疗儿童和成人的注意缺陷多动障碍(attention deficit hyperactivity disorder, ADHD)。兴奋药的一个特征是能轻微降低食欲,所以这类药物可以帮助有暴食行为的人是有道理的。如果使用得当,兴奋药的副作用相对较少,但它们确实会让一些人更焦虑,并可能会使人出现轻微的心率加快和血压升高等症状。

重要的是,我们要意识到,虽然二甲磺酸赖右苯丙胺产生的食欲下降有助于控制暴食,但进食障碍患者可能会试图使用它作为一种手段来减肥。这种误用会导致一些问题,例如,神经性厌食症患者需要增加体重,而不是减轻体重。

另一种偶尔用于治疗进食障碍的药物是托吡酯(妥泰)。这种药物通常用于痉挛发作障碍(如癫痫),但它也对食欲有影响。几项研究表明,它可能对治疗暴食问题有效。由于托吡酯会抑制神经活动,它可能会导致嗜睡或思维迟钝,这对一些患者来说可能比较麻烦。

药物治疗进食障碍是如何起效的?

所有用于治疗进食障碍的药物都会影响大脑的神经递质水平,即神经细胞间用于信息传递的化学物质。有些药物(如SSRI类药物)作用于特定的神经递质(如5-羟色胺),但由于大脑神经细胞间存在庞大而复杂的连接,一种神经递质水平的变化会导致其他神经递质水平的变化。

神经递质水平的变化究竟是如何导致人们的感觉和行为发生变化的? 这仍然是个谜。

这些药物会导致体重增加吗?

进食障碍患者经常担心药物会使他们体重增加。除了少数例外,这些药物实际上是不会造成患者体重增加的。现在可用于治疗进食障碍的大部分 SSRI 类和 SNRI 类抗抑郁药不会引起体重增加。抗焦虑药与体重增加无关，而且，如前所述，兴奋药可能会引起体重轻度下降。与体重增加有关的药物是抗精神病药。这也引发了对抗精神病是否有助于治疗神经性厌食症的研究，这部分将在本章后面以及第 16 章中进行更广泛的讨论。

这些药物对大脑有损伤吗？

有时人们担心用于治疗精神障碍的药物会导致脑损伤。其实这些药物已经被用于临床几十年了，患者只需要按规定服用即可，目前并没有令人信服的证据支持抗抑郁药、抗焦虑药或兴奋药会导致脑损伤的观点。

抗精神病药似乎有些许不同。很明显，一些人，尤其是长期服用抗精神病药的人，可能会出现不自主的肌肉运动，特别是他们的面部和舌头，而且这些运动可能是永久性的，这种情况被称为迟发性运动障碍。奥氮平是一种抗精神病药，对神经性厌食症有一定疗效，服用后出现迟发性运动障碍的概率非常低。更重要的是，开具奥氮平这种药物的医生要定期检查患者是否会出现不自主的肌肉运动，以便在其变成永久性问题之前停止药物治疗。

进食障碍患者服药后多久才能起效，需要维持治疗多久？

如果药物治疗是有效的，患者通常可以看到一些改善——可能不是立即发生，而是在开始用药后的几周内。为使效果更好、副作用更小，医生需要经常小幅调整患者的药物剂量，以确定适合每个个体的剂量，这意味着可能需要 1～3 个月才能达到最佳效果。当一种药物刚开始使用时，医生通常希望患者能频繁就诊，甚至可能需要患者每周就诊一次，以调整药物剂量并监测可能出现的副作用。开处方的医生通常会在头几个月至少每个月见一次患者，直到药物剂量维持稳定。之后，患者就诊的次数会变得越来越少，可能每几个月一次，但患者若出现任何症状变化和其他健康相关问题，应及时复诊，以确认药物剂量是否需要调整。

通常，一旦药物开始起作用，只要人们继续服用，药物就会一直起作用。有时，药效似乎会随着时间的推移而大打折扣，这时需要调整剂量，甚至更换药物。

遗憾的是，对于一种已被证明有助于改善进食障碍症状的药物究竟需要使用多长时间，医生很难提供明确的指导，而且相关指导也会因药物类型和具体的症状不同而异。对于抗抑郁药，我们的一般经验法则是持续服用 6～12 个月，然后考虑逐渐减量，尤其是在进食障碍已被治愈的情况下。如果神经性厌食症患者正在服用的药物对增加体重有帮助，那么就可以一直服用。服用兴奋药控制暴食的人，一旦暴食得到控制，可能在几个月后就能逐渐减量并停药。但是，随着停用兴奋药，药物引起的体重减轻的作用也可能会消失。

治疗神经性厌食症的药物有哪些？

神经性厌食症患者的症状多种多样，理论上这些症状似乎很容易通过药物治疗来解决。如前文所述，通常与神经性厌食症症状同时出现的还有显著的焦虑和抑郁症状。非常令人惊讶的是，无论是在患者体重过轻时还是在体重恢复正常后，抗抑郁药对治疗神经性厌食症实际上毫无用处。为什么抗抑郁药在这种情况下无效仍是一个很大的谜。

在本书中，我们描述了神经性厌食症患者如何在进餐时引发焦虑。抗焦虑药，如阿普唑仑，有时被用来为患者（特别是在进餐前)缓解这种焦虑。可惜的是,一般情况下,这些抗焦虑药似乎并没有起多大作用,因此它们没有得到广泛应用。

长期以来,人们对使用抗精神病药治疗神经性厌食症一直很感兴趣,这是基于这些药物对治疗进食障碍可能会有效的想法。一种观点认为,神经性厌食症是一种精神病性障碍,这种疾病的特征是患者对自己身体形象的扭曲认识,这种认识扭曲得如此严重,以至于最好将其归类为一种妄想。我们不这么认为,因为神经性厌食症患者并不相信他们的体重与实际体重不同。当体重秤显示他们的体重是 85 磅①时,他们并不认为体重秤是错的,不觉得自己应该是 200 磅;更准确地说,他们也赞同 85 磅的体重是低于某些标准的,但对他们来说这似乎并不是问题。问题出在判断或解释上,而非现实检验结果。无论如何,没有证据表明抗精神病药的使用能显著改善神经性厌食症患者对身体形象的扭曲认识。

临床医生认为抗精神病药可能有助于治疗进食障碍的另一个原因是,它们能减轻焦虑以及对体形和体重的强迫性思考。第三个原因是,这类药物可能会引起食欲增加和体重增

---

① 1 磅≈0.45 千克。——译者注

加,实际上这一点可能对神经性厌食症患者的体重恢复有帮助。

在过去 10 年左右的时间里,人们已经进行了几项研究,在这些研究中,神经性厌食症患者被随机分配接受抗精神病药或安慰剂(一种无效的药片)进行治疗,之后被随访数周或数月。目前已有足够的证据证明抗精神病药奥氮平对帮助神经性厌食症患者增加体重有一定的帮助。在第 16 章提到的一项大型研究中,服用奥氮平的神经性厌食症患者比服用安慰剂的患者每月多增重约 1 磅。另一方面,奥氮平对进食障碍患者的心理症状影响不大,因此,奥氮平可能在体重恢复过程中有所帮助,但它本身并不是神经性厌食症的最佳治疗药物。

治疗神经性贪食症的药物有哪些？

尽管神经性厌食症和神经性贪食症之间关系密切,但药物治疗神经性贪食症比治疗神经性厌食症更有效。具体来说,有 10 多项研究将抗抑郁药与安慰剂进行比较,几乎所有研究都发现:服用抗抑郁药的患者更有可能减少暴食和清除行为,普遍感觉更好。在 20 世纪 90 年代早期,美国礼来制药公司赞助了几项令人信服的临床试验,研究表明 SSRI 类药物氟西汀

（百优解）对治疗神经性贪食症有效。这些数据足以让美国食品药品管理局正式批准氟西汀可用于治疗神经性贪食症。目前，氟西汀仍是唯一获得美国食品药品管理局批准的用于治疗神经性贪食症的药物。

20 世纪 90 年代的研究发现：氟西汀用于治疗神经性贪食症的有效剂量是每天 60 毫克，高于通常用于治疗抑郁症或焦虑症的剂量——每天 20 毫克。重要的是，服用氟西汀治疗神经性贪食症的患者要服用如此高的剂量才能获得最佳的治疗效果。

美国食品药品管理局批准的药物有何意义？

在美国，美国食品药品管理局负责评估处方药是否安全有效。若无美国食品药品管理局的批准，制药公司不能向医生或公众宣传某种药物可用于治疗某种疾病。药物获得美国食品药品管理局批准的过程耗时且昂贵。美国食品药品管理局通常会要求制药公司赞助几项针对患有特定疾病的人开展的大规模的药物试验，并要求提交有关药物的效果和副作用的详细信息供其审查。审查结束后，美国食品药品管理局才宣布这种药物适用于治疗某种疾病，并允许制药公司宣传这一信息。

然而,医生可以自由地开处方使用任何经美国食品药品管理局批准销售的药物,即使美国食品药品管理局没有批准该药物适用于患者现有的问题。例如,SSRI 类药物舍曲林(左洛复)被美国食品药品管理局批准用于治疗抑郁症,但其未被批准用于治疗神经性贪食症。(生产左洛复的辉瑞公司从未进行相关研究并提交给美国食品药品管理局进行审查,大概是因为辉瑞公司认为不值得做这笔投资来增加左洛复的销量。)尽管如此,由于 SSRI 类药物彼此非常相似,医生便有充分的理由认为舍曲林(如氟西汀一样)有助于神经性贪食症的治疗。因此,由于某种原因喜欢使用舍曲林的医生可以给神经性贪食症患者开这种药的处方。这种超适应证用药在美国医学界非常普遍,是完全合法的。

治疗暴食障碍的药物有哪些？

典型的暴食障碍患者希望在治疗期间能达到以下三个目标:

(1)完全停止暴食,或至少大大减少暴食发生的频率;

(2)情绪上感觉更好;

(3)体重减轻。

基于多项药物的随机对照试验显示,抗抑郁药有助于控制暴食、改善情绪,但它们通常对体重没有多大影响。

用于治疗注意缺陷多动障碍的兴奋药二甲磺酸赖右苯丙胺似乎可以减少暴食,帮助暴食障碍患者减轻体重,让患者感觉更好,并且它已经获得了美国食品药品管理局的批准,可以用来治疗暴食障碍。二甲磺酸赖右苯丙胺的副作用相对较少,但是,像大多数兴奋药一样,它会引起脉搏和血压的轻微升高,这对心脏病患者来说可能会有问题。

重点聚焦:药物适用

药物在进食障碍的治疗中肯定发挥着作用,但不同类型的进食障碍适用不同的药物。抗抑郁药明显有助于治疗神经性贪食症和暴食障碍中的暴食,但它们对治疗神经性厌食症无效。在某些情况下,抗焦虑药可以在短期内缓解高度的焦虑,但单靠抗焦虑药尚不足以治疗进食障碍。新的证据表明,抗精神病药奥氮平可能有助于增加神经性厌食症患者的体重,而兴奋药二甲磺酸赖右苯丙胺有助于治疗暴食障碍。药物的效果和副作用因人而异,需要由了解进食障碍患者服药情况的医生进行定期监测。

12 哪些心理治疗对进食障碍患者最有效？

尽管有益于改善进食障碍患者症状的心理治疗仍在不断发展中,但目前已发现了一些有效果的干预措施。这些措施在理论和实践上各不相同,但有几个共同的特点。第一,这些谈话疗法关注的是当下,即此时此地。它们更关心进食障碍当前的症状循环,而不是探索进食障碍问题最初是如何开始以及为何会发生。第二,这些治疗是指导性的。在治疗中,患者可以期望他们的治疗师积极地参与其中——倾听他们,教授他们技能,并和他们一起制定战胜疾病的策略,以帮助他们做出改变。第三,这些治疗是系统性的。治疗师和患者一起工作,全面地了解那些对进食障碍患者治疗普遍有用的信息,并探索如何对这些信息进行个性化处理,从而使患者在思想、情感和行动上产生最大的改变。也许最重要的是,所有能有效改善进食障碍患者症状的心理治疗,其目的都是改变进食行为。如果进食行为能得到改变(对那些体重过轻的人来说是体重逐渐恢复正常),那么这种治疗就是有帮助的;如果没有发生行为上的改变,我们就有足够的理由考虑应如何改变治疗计划。

什么是认知行为疗法?

认知行为疗法是 20 世纪 70 年代由美国费城宾夕法尼亚

大学(University of Pennsylvania)的亚伦·贝克(Aaron Beck)
首创的一种心理疗法。它可用于治疗一系列的精神障碍,包括
抑郁症、焦虑症、物质使用障碍和进食障碍等。有大量的证据
支持该疗法的疗效,就像用于抗感染的抗生素一样,它的作用
是毋庸置疑的。

将认知行为疗法用于治疗进食障碍时,它强调识别思维陷
阱和问题行为在维持特定障碍中的作用。以神经性贪食症为
例,进食规则被认为是由过分注重外表所驱动并以此作为自我
感觉良好的方式。这些规则导致限制性进食,使人们更有可能
发生暴食,并使用催吐等行为来"抵消"进食的影响。然而,这
些行为反而会让这个循环继续下去,扰乱正常的饱腹感,强化
对进食的内疚感,并使人们过分关注体形或体重,可能导致随
后形成更严格的进食规则。

认知行为疗法的目标是打乱紊乱的进食行为循环,而不是
去探索任何一个或一系列症状是如何开始的。认知行为疗法
可以让患者了解到严格的进食规则和清除行为的诸多风险。
心理治疗师引导患者改变整体的进食模式,然后逐渐引入让其
恐惧或对其有挑战性的食物。患者通过学习解决问题的技能
可管理潜在的诱发因素,通过练习可以对维持进食问题的想法

进行批判性评估和重新讨论。

在认知行为疗法中,心理治疗师和患者通过一系列的行为实验和数据分析,或者更通俗地说,通过评估患者尝试新事物时实际发生的情况,系统性地消除紊乱的进食行为。通常,在一次典型的会谈中,患者可以期望:

(1)与心理治疗师一起制订治疗计划;

(2)回顾上次治疗的家庭作业(包括进食日记、阅读或写作

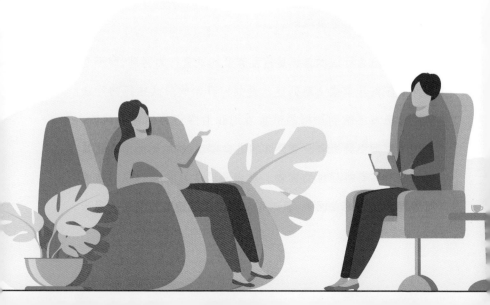

与心理治疗师进行定期治疗

业等）；

　　(3)学习新的认知行为疗法技能或练习之前介绍的技能；

　　(4)制订两次治疗间隔期间在家训练的计划。

　　通常在开始治疗时每周进行两次治疗，以帮助患者尽快打破进食障碍的循环，在接下来的几个月减少为每周一次，以保持新的行为和练习更灵活的思维方式，然后降低频率（隔周或每月一次）以防止复发并确保持续的进展。患者和心理治疗师应该在4～6周内评估这种治疗方法对进食问题是否有足够的干预作用。

　　认知行为疗法是治疗神经性贪食症和暴食障碍的首选心理疗法，尽管已有的大多数研究都是关于个体认知行为疗法的，但它可以以个体或团体的形式进行。一些随机对照试验的研究结果也显示，认知行为疗法在帮助患者减少或完全消除暴食和清除行为方面具有效果。一般来说，接受认知行为疗法的患者在减少问题行为方面不仅比接受其他类型的心理治疗的患者效果更显著，而且起效速度更快。研究表明，认知行为疗法是一种优于药物治疗的独立治疗方法。除了暴食和清除行为的改善，接受认知行为疗法的患者还报告说，他们的情绪、人际关系和整体自我感觉都有所改善。值得注意的是，针对神经性贪食症或暴食障碍进行的认知行为疗法并不是一种减肥疗法，而且多项研究结果强调，不应期望这种疗法会带来大幅的体重减轻。

虽然大约一半的神经性贪食症或暴食障碍患者接受认知行为疗法治疗后症状会完全或显著缓解，但令人遗憾的是，并不是每个人都能好转。有关神经性厌食症患者接受个体认知行为疗法的数据有限且混杂。关于神经性厌食症急性期（即体重过轻）的严谨研究并未证实认知行为疗法比其他形式的心理治疗更有效。我们很难去解读这些发现，因为这些研究的规模较小，研究的治疗时间比认知行为疗法专家建议的要短，而且患者中途退出的比例很高。然而，有迹象表明，认知行为疗法可能有助于防止神经性厌食症患者在营养状况恢复后的复发。

因此，目前临床研究人员面临的两大挑战是：(1)使认知行为疗法在更广泛的进食障碍患者中发挥作用；(2)找到方法确保这种改变是持久的。认知行为疗法的增强版被认为是跨诊断的(意思是关注进食障碍的共性而不是差异性)，可以在传统的认知行为疗法框架内提供更个性化的干预。例如，增强版的认知行为疗法包含关于有问题的完美主义、人际关系和沟通问题的可选模块。如第 13 章所述，通过书籍或智能手机应用程序提供自助认知行为疗法被认为是预防复发的有价值的方法，对有需要的人来说，他们可以更容易地获得治疗。

什么是暴露疗法？　它可以用来治疗进食障碍吗？

暴露疗法，是认知行为疗法的一种特殊形式，是治疗强迫症、社交焦虑障碍和特定恐惧症等的有效方法。在暴露疗法中，患者在治疗过程中或治疗的间隔期间被鼓励面对恐惧，而不是使用惯常的安全行为。暴露疗法的目的是让人们有机会看到，他们所担心的事情不太可能发生，即使发生了，他们也能控制住。例如，在治疗强迫症的暴露疗法中，医生可能会让一个害怕细菌的患者故意触摸一些可能被污染的物体表面，并且让他不要立即洗手，让他看看自己是否会生病，以此让他认识到他自己能够处理这类问题。反复的练习通常会帮助患者习惯焦虑的感觉，适应焦虑，并帮助患者以健康和灵活的方式行事，而不只是一味地努力避免可怕的事情。

这种方法与本章所描述的其他方法不同，因为它本质上是基于经验展开的。针对进食障碍的暴露疗法，在创建了与进食障碍相关的恐惧层次结构后，比如食物类型、进食情景（如在自助餐上取用适量的食物、快速从菜单上点菜等)和服装(如吊带衫、修身长裤、泳衣等),心理治疗师和患者在每次治疗中一起工作,学习忍受恐惧,而不是采取惯常的行为(如选择低脂肪食品、减少食物分量、调整衣物等)。在一次典型的会谈中,患者可能会经历:

(1)在心理治疗师的指导下面对一种先前存在的恐惧;

(2)引发焦虑并对经历的痛苦程度进行评级;

(3)注意痛苦是否随着时间而变化,以及如何变化;

(4)注意恐惧的事情是否会发生及其有什么影响;

(5)与心理治疗师合作,学习如何持续面对相同或相关的恐惧;

(6)为下一阶段的暴露疗法制订一个计划。

暴露疗法的疗程可能比典型的谈话疗法要长。患者可能会被要求做一些不寻常的事情来触发和维持焦虑或其他令人不悦的感觉。例如,如果患者害怕被食物噎住,他可能会被要求往嘴里放很多块饼干,让它们停留在嘴里,或者吃几汤匙花生酱却不喝水。如果患者担心吃沙拉会导致体重增加,他可能会被要求在治疗过程中吃沙拉,同时束紧腰带,以模仿饱腹感和肥胖感。

在 20 世纪 80 年代，当认知行为疗法被用于治疗神经性贪食症时，暴露疗法的试验似乎并没有增加明显的疗效。然而，20 世纪末，随着暴露疗法发展为几种焦虑症的首选疗法后，进食障碍的研究人员认为这一疗法值得重新审视。以下几种应用于进食障碍患者的方式体现了暴露疗法的原理：

(1)作为一种预防神经性厌食症患者体重恢复后复发的方法；

(2)作为减轻患者受身体形象认知扭曲困扰的工具，被用于体重稳定的成人神经性贪食症患者、暴食障碍患者、其他特定的喂养和进食障碍患者以及体重恢复和体重稳定的成人神经性厌食症患者；

(3)对于超重的暴食患者，作为一种治疗过度进食和暴食的方法；

(4)作为回避性／限制性食物摄入障碍的一种主要治疗方法。

暴露疗法治疗进食障碍的研究还处于早期阶段。迄今为止，一项采用暴露疗法预防曾住院的成人神经性厌食症患者复发的小规模随机试验结果显示，相对较短的暴露疗法疗程(在 1 个月内完成 12 次)与患者食物摄入量的轻微改善相关，最焦虑的患者改善最明显。在一项随机试验中,让体重正常的成人进食障碍患者暴露于镜子前以缓解其受身体形象的困扰,暴露疗法的干预与身体检查、对身体形象的不满以及其他进食障碍症状的改善等有关。此外,还有一项关于将超重和肥胖的暴食障碍患者暴露在他们极度渴望的食物中的研究,在这项研究中,参与者被要求看、拿、闻食物,咬上两口,然后把食物放在一边。随着 2013 年在 DSM 中加入回避性/限制性食物摄入障碍,临床研究人员开始开发和测试基于暴露疗法的干预措施,以帮助那些可能因担心食物质地或类型而难以充分进食的患者正常进食,进而改善他们的营养状况。鉴于认知行为疗法对治疗进食障碍患者所起的作用和暴露疗法对焦虑障碍患者所带来的帮助,我们可以认为,这是目前兴起的令人感到兴奋的研究领域。

什么是基于家庭的治疗?

基于家庭的治疗是一种心理疗法,已经在青少年神经性厌食症中得到很好研究。该疗法也被称为莫兹利法(Maudsley method),因为它起源于 20 世纪 80 年代的英国莫兹利医院。

一般来说,基于家庭的治疗将患者的父母置于与进食障碍斗争的最前沿,并鼓励其他家庭成员——兄弟姐妹、照顾者和其他人——提供实际的和情感上的支持。

　　基于家庭的治疗的理论基础是,由于进食障碍会干扰青少年的正常发育,就像对患有任何严重疾病的孩子一样,父母的参与在进食障碍的治疗中至关重要。治疗过程分为三个阶段。第一阶段强调患者的营养恢复。最初,父母接管青少年生活中可能受疾病影响的领域,特别是饮食和运动方面。所有的饮食

家人的帮助对患者的康复很重要

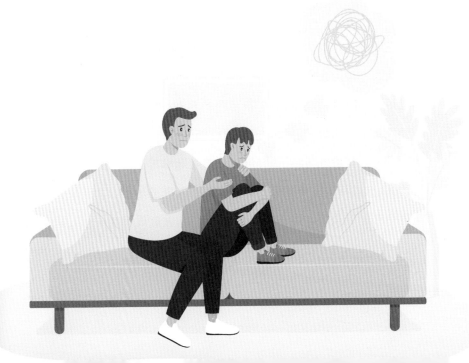

都由家长准备并监督。在第二阶段,父母逐渐将控制权交还给他们的孩子。在很大程度上这取决于孩子和孩子所处的家庭环境,心理治疗师协助父母确定与孩子年龄相适应的、个性化的、适当程度的控制权和自主权。在这一阶段,青少年可能会重新开始在不受监督的情况下在学校吃午餐,自己做课后点心,或者每周有一到两个晚上和朋友一起吃晚餐。在治疗的最后阶段,重点是协助孩子恢复健康、平衡的生活。对一个有青少年进食障碍患者的家庭来说,这包括典型的不断发展变化的家庭冲突,有些冲突可能由于进食障碍的存在而被忽视。当一个家庭因宵禁而不是进食热量发生争吵时,这是一个好的迹象,表明进食障碍得到了控制!

在基于家庭的治疗中,只要可行,应尽可能地让全体家庭成员与心理治疗师会面。最开始通常每周都有会面,随着治疗的进展,见面次数会减少。在治疗的早期,有一节治疗课程专门聚焦于家庭聚餐。每个家庭都带着一顿典型的晚餐来就诊,心理治疗师会指导孩子的父母、兄弟姐妹和其他任何参加治疗的人,就如何在支持孩子改善饮食以及将孩子与疾病分开来这两方面做到最好。在一次典型的会谈中,家庭成员会:

(1)收到他们再喂养的结果的反馈(包括体重);

（2）回顾治疗间隔期间出现的挑战以及他们是如何处理这些挑战的；

（3）确定本周的目标，包括饮食正常化的下一个步骤；

（4）在心理治疗师的支持下，预测即将到来的挑战，并为此制订计划。

关于该治疗的疗效，已经有一些针对青少年神经性厌食症的随机对照试验，结果是令人振奋的。这种干预似乎最适合18岁以下的患者，他们与家人同住，而且他们的家人能够并且愿意放下其他问题全身心地投入治疗进食障碍。在基于家庭的治疗中，关于细节的比较研究表明，父母坚定和始终如一的参与可能是治疗的关键因素。因此，临床医生要仔细评估家庭在选择这种干预方法时是否能够充分投入。对那些很适合该疗法的人来说，治疗的益处似乎会持续很长时间。例如，在一项针对青少年神经性厌食症的研究中，大多数青少年在治疗结束3年后不再符合该疾病的诊断标准。由于这些有希望的发现，基于家庭的治疗已被用于治疗患有神经性贪食症、非典型神经性厌食症（第1章描述的其他特定的喂养和进食障碍），以及最近关注的回避性/限制性食物摄入障碍的青少年，甚至一些年龄较大的患者。

什么是人际心理治疗？

人际心理治疗（interpersonal psychotherapy，IPT）是 20 世纪 80 年代发展起来的一种针对成人抑郁症患者的短期治疗方法。自那以后，它得到了更广泛的应用，包括用于进食障碍患者的适应性调节，以及对有抑郁症和进食失控风险的青少年进行预防干预。

在进食障碍领域，人际心理治疗被认为是治疗成人神经性贪食症和暴食障碍患者的认知行为疗法的可行性替代方案。与认知行为疗法不同，人际心理治疗并不直接关注进食行为或体形和体重问题。相反，人际心理治疗的理论基础是，进食行为的紊乱是对人际关系压力和负面情绪的反应。因此，人际心理治疗的重点是识别和处理使情绪和进食障碍症状得以存在或恶化的关系问题。人际心理治疗概述了四种特定类型的人际关系问题：

（1）悲伤（例如，难以接受失去所爱的人）；

（2）角色冲突，当人们对他们的关系有不同的期望时会发生（例如，成年兄弟姐妹在照顾年迈父母的责任方面经常发生冲突）；

(3)一生中自然发生的角色转变(例如,工作的变化,从青春期到成年或为人父母的转变等)；

(4)缺乏有意义的人际关系、孤独或社会孤立。

治疗目标通常是从上述这些人际关系问题中的其中一个问题发展而来,旨在鼓励患者在当前的角色中尽可能积极地发挥作用,并尽力适应人际关系和人际情境的变化。人际心理治疗将进食障碍的症状与其在延续或维持人际关系问题中的作用联系起来。

人际心理治疗可以以个体治疗或团体治疗的形式进行。在为特定领域的人际关系问题制定治疗目标并进行评估之后,通常一次典型的会谈包括以下内容:

(1)每周回顾与特定领域的问题相关的材料；

(2)沟通分析,包括围绕冲突的争论或回避等行为进行沟通分析；

(3)探索其他交流方式,包括交流技巧的介绍；

(4)角色扮演；

(5)布置家庭作业,通常与沟通技巧有关。

在团体人际心理治疗中,团体被认为是减少社会孤立、支持发展新关系和练习沟通技巧的一种方式,它本质上是一个人际关系的实验室。团体形式也提供了一个独特的环境去探讨进食行为的问题,否则这些患者可能会因为内疚或羞愧而隐瞒这些问题。

人际心理治疗和认知行为疗法用于治疗神经性贪食症的对照试验表明,两种治疗方法在出现疗效的时间上明显不同。人际心理治疗比认知行为疗法需要更长的时间才能达到效果,因为认知行为疗法在改善暴食症状方面往往起效更快,人际心理治疗被认为是治疗该疾病的次选心理疗法。然而,人际心理治疗可能特别适合那些无法从认知行为疗法课程中获益的人,或者那些在家庭、学校或工作中处理人际关系时有很多压力和困难的人。

人际心理治疗用于治疗暴食障碍的严格科学试验表明,与认知行为疗法或认知行为疗法的自助式指导相比,该治疗显著降低了暴食的频率。与治疗神经性贪食症的人际心理治疗不同,治疗暴食障碍的人际心理治疗取得效果所需的时间与认知行为疗法相似。据了解,暴食障碍患者通常还会共患其他精神障碍(如重度抑郁症),他们在多个方面都存在问题。人际心理治疗会关注人际关系和沟通技巧，可能更适合某些患有这种精神障碍的人。

什么是辩证行为疗法？

辩证行为疗法（dialectical behavior therapy，DBT）最初是为治疗慢性自杀的边缘型人格障碍患者而发展起来的，是一种被广泛研究的心理疗法。辩证行为疗法侧重于调节人们的情绪，使其发展健康的应对策略和人际交往技能。认知行为疗法倾向于帮助人们制定策略，防止特定的情绪反应被激活，而辩证行为疗法则帮助人们在产生情绪后调节情绪或改变情绪的表达方式等。这是通过练习与正念（即主动注意现实的自身感受的状态）、接纳和元认知（即思考自己的想法）相关的技能来实现的。

辩证行为疗法用于治疗进食障碍的基本假设是，患者由于缺乏足够的情绪管理能力而产生了难以忍受的情绪，紊乱的进食行为就是患者用来调节情绪的行为。暴食和清除行为被认为是患者试图逃避或阻止不愉快情绪，并试图从这些感觉状态中解脱出来而采取的对策；这些情绪可能是由食物、身体形象或自我其他方面的想法引发的。传统的辩证行为疗法依据患者的需求分阶段进行,包括:(1)处理让患者处于高风险状态的自杀或自伤行为;(2)使患者暴露于他们一直避免的情绪状态中,如焦虑、易怒、悲伤或愤怒等;(3)停止或减少暴食、盲目进食以及对食物的渴望、冲动和痴迷等;(4)在人际关系、职业和爱好等方面不断取得进步。对于那些没有自杀念头或自伤冲动的患者,针对进食障碍的辩证行为疗法应首先解决其他可能危及生命的行为问题,如严格的食物限制,依据辩证行为疗法的原则可根据患者的实际情况进行个性化的治疗干预。

传统的辩证行为疗法可以以个体治疗的方式开展,搭配或不搭配补充性的技能训练团体。在一次典型的个体治疗会谈中,患者将:

(1)回顾家庭作业日记卡,其中包括对暴食冲动、暴食事件、盲目进食、对食物的渴望和对食物的痴迷等的评分;

(2)找出导致进食障碍行为的一系列事件中的关键环节;

(3)讨论如何应用辩证行为疗法的技能(包括正念或采取相反行为等);

(4)讨论如何将这种技能与接纳相结合(例如,现实就是这样,痛苦是有原因的,即使面对痛苦的事件或时刻,生活也值得过下去）。

技能训练团体教授三个领域的传统策略：正念、情绪调节和痛苦忍受。在进食障碍的治疗中，有时还涉及第四个领域——进食。这一领域会讨论当前的文化和营养环境是如何让真正的身心健康变得没有价值，以及对体重变化和饥饿的影响进行心理教育。

以团体形式开展的辩证行为疗法也已成为更高级别护理

正念练习有助于进食障碍的治疗

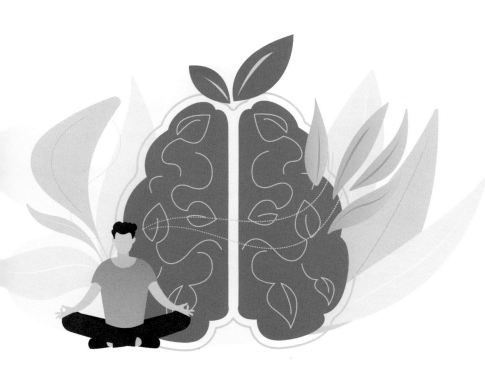

项目(如门诊强化治疗、部分住院治疗、居住式治疗和住院治疗等,详见第 9 章)标准服务的一部分。在这些治疗方案中,团体带领者教授特定的辩证行为疗法的概念,如正念或痛苦忍受,参与者有机会在团体治疗中和治疗间隔期间练习这些技能。

辩证行为疗法被认为是第三浪潮行为疗法,它是由认知行为疗法发展而来的,而认知行为疗法又由行为疗法发展而来。在所有的第三浪潮行为疗法(包括接纳与承诺疗法、慈悲聚焦疗法和以正念为基础的干预等)中,人们关于辩证行为疗法用于治疗进食障碍是否有效而进行的研究是最广泛的,大多数研究是针对成人神经性贪食症或暴食障碍患者,而不是神经性厌食症患者。在一些研究中,患者被随机分配立即接受辩证行为疗法治疗或稍后接受辩证行为疗法治疗,立即接受辩证行为疗法治疗的效果明显优于等待一段时间后接受治疗的效果。在为数不多的辩证行为疗法与认知行为疗法(治疗进食障碍的首选心理疗法)相比较的研究中,在研究结束时,二者的疗效没有显著差异。由于辩证行为疗法尚未被证明优于认知行为疗法,而且对进食障碍的研究也不如对其他疾病的研究多,认知行为疗法仍是目前的首选治疗方法。然而,辩证行为疗法是治疗那些有慢性自杀、自伤行为和难以控制情绪状态变化的患者的首选治疗方法,这可能很适合那些同样有这些症状的进食障碍患者。

心理治疗一般持续多长时间?

心理治疗是为来访者量身定制的,所以很难对它应该持续多长时间给出统一的预估。在科学研究中,我们上述介绍的认知行为疗法、基于家庭的治疗、人际心理治疗或辩证行为疗法等,它们的标准疗程是在 4～6 个月的时间内进行约 20 次治疗。与神经性贪食症和暴食障碍相比,神经性厌食症的治疗时间往往比较长,因为需要更多的时间来解决患者不愿增加体重的问题,而且体重恢复的速度也是因人而异的。在基于家庭的治疗中,随着家庭变得越来越善于帮助青少年改善进食行为和体重,治疗的时间间隔变长,所以治疗持续 12 个月并不罕见。

在研究环境之外,成人神经性厌食症的治疗(总体来说,成功的心理治疗方法并不明确)通常会持续一年或更长时间。然而这并不是普遍需要的。事实上,患者可以在接受认知行为疗法、人际心理治疗或辩证行为疗法治疗的 6 个月内完成针对进食问题的大部分技能的培养,这足以让进食障碍症状得到完全缓解。然而,对那些症状有改善但没有得到充分缓解的患者或同时有其他精神障碍的患者来说,延长此处讨论的任何心理治疗的时间可能都是有用的。额外的几个月的心理治疗通常提供以下的内容:

(1)针对治疗进食障碍的技能的额外练习;

(2)将技能推广应用于其他症状(如焦虑或抑郁等);

(3)预防复发,特别是帮助患者在面对日常生活压力的情况下预防复发;

(4)鼓励患者继续朝着有价值的人生方向前进。

一些从系统的、以当下为中心的心理治疗中获益的人会选择过渡到开放式的、以洞察力为导向的谈话治疗,以不断支持或探索与他们对进食障碍发展的理解相关的主题。另一些人则倾向于完全结束治疗。如果他们在未来的道路上遇到任何坎坷,若有需要,他们仍会选择令他们受益的心理治疗方法。就像疫苗可以帮助人们保持对感染的免疫力一样,后者的做法类似于此,即将看医生接受心理治疗作为一剂有效的强心针。

心理治疗的效果会保持多久?

谈话治疗很辛苦,庆幸的是,在治疗结束后,谈话治疗的效果会一直延续下来。在接受认知行为疗法、基于家庭的治疗和人际心理治疗的患者的随访研究中,当患者被问及积极治疗结束后的 8 周至 12 个月的症状时,总的来说,大部分患者症状改善的情况保持得比较好。

这是很直观的,因为谈话治疗中学习到的技能显然可以在将来使用。例如,如果一个参加过基于家庭的治疗的女孩在将来无意中体重下降了(例如,因为肠胃炎),她可以利用她所学到的关于增加体重的知识(或家庭成员可以利用他们了解的知识)来帮助她恢复体重,而不必再次接受心理治疗。如果一名已康复的神经性贪食症女性在国外旅行时,发现自己在吃了不熟悉的食物后有清除的冲动,她可以使用在接受认知行为疗法治疗期间,她和她的治疗师发现的有助于克服这种冲动的替代活动(例如,给朋友打电话,做针织活或计划次日的观光行程等)。如果一名经过人际心理治疗康复的暴食障碍患者在适应新工作方面有困难,他可以依靠自己在心理治疗期间习得的沟通技巧,积极而有成效地处理与同事之间的冲突。简而言之,这里描述的治疗方法为患者提供了一套技能,他们可以在将来用于处理进食障碍症状的再次出现以及可能出现的其他类型的问题。

哪一种治疗方案最好,药物治疗或心理治疗,还是两者兼而有之?

如第 11 章所述,奥氮平似乎是一种对神经性厌食症患者有较明显帮助的药物,在帮助增加进食障碍患者的体重方面有一定效果。在疾病急性期的治疗中,食物对神经性厌食症患者来说确实是最重要的药物。对神经性厌食症患者来说,体重增加的挑战是多方面的,包括需要持续摄入高热量的饮食,害怕肥胖或变胖,以及治疗动机的可预期波动等。鉴于这些挑战,心理治疗(或某些类型的专业支持)在神经性厌食症的治疗中通常是必不可少的。同样的情况也适用于其他以高度限制摄入为特征的喂养和进食障碍,包括回避性 / 限制性食物摄入障碍和非典型神经性厌食症等。

神经性贪食症这一进食障碍被证明用药物治疗是有效的。

研究表明:(1)氟西汀(百优解)与认知行为疗法共同治疗可以适度增加心理治疗的疗效;(2)对于那些早期对认知行为疗法和人际心理治疗等心理疗法没有反应或没有持久反应的患者,药物治疗让此类患者获益明显增加。关于心理治疗、药物治疗或二者联合治疗暴食障碍的相对优势的研究揭示了一个略微不同的模式。第一,单一的认知行为疗法明显优于单纯的药物治疗。第二,药物治疗联合认知行为疗法的方案优于单纯的药物治疗。第三,对于超重和需要减肥的暴食障碍患者,使用药物联合认知行为疗法的方案可以改善减肥效果。

综上所述,科学研究告诉我们心理治疗在进食障碍的治疗中起着非常重要的作用。然而,单纯的药物治疗在以下情况被推荐使用:

(1)当一个人无法接触到接受过针对进食障碍的循证心理治疗培训的临床医生时;

(2)当某人无法进行有意义的谈话治疗时(例如,由于治疗动机的波动、缺乏经济来源,或受到因工作、旅行或照顾孩子等生活方面的因素影响时);

(3)当患者有其他重大的精神问题,需要同时进行治疗时。

重点聚焦：心理治疗方法

　　迄今为止，认知行为疗法、人际心理治疗和基于家庭的治疗是针对进食障碍患者的循证心理治疗中最突出的方法。认知行为疗法是成人神经性贪食症患者和暴食障碍患者的首选心理疗法，人际心理治疗是次选心理疗法，有合理数量的数据支持其使用。基于家庭的治疗总的来说对治疗青少年神经性厌食症相当有效，并已被广泛使用。成人神经性厌食症没有很好的治疗选择，但一般来说，强调改善进食行为和改善体重的行为治疗方法可能是最好的。第三浪潮行为疗法，如辩证行为疗法和一种已知对焦虑症有效的暴露疗法，正尝试应用于针对进食障碍患者的治疗中。

13 还有其他有用的措施和策略吗？

在第 11 章和第 12 章中,我们描述了一些在医学和心理学文献中被充分报道的治疗方法,这些方法通常被认为是治疗进食障碍的首选治疗方法。研究得出的证据让我们有信心推荐像认知行为疗法这样的治疗方法。在本章中,我们将描述其他许多人认为有用的干预措施和策略,但引导式自助认知行为疗法除外,它们还没有被严格地研究验证过。

什么是营养咨询?

由于进食障碍很复杂,可能涉及心理和生理健康方面的问题,一种同时针对多个领域进行治疗的方法可能非常有用。进食障碍的营养咨询通常由受过这方面专门培训的注册营养师提供。注册营养师的角色和职责(见表 13.1)因治疗方案而异。有时,营养咨询的内容包括食物分量、食品采购、食物准备和烹饪或在公共场合用餐(通常这些被称为膳食支持)。

进食障碍治疗中的营养咨询与认知行为疗法的逻辑相吻合,二者都期望临床医生在咨询过程中协助患者理解想法、情绪和行为之间的联系,并协助患者制定有效的、能解决问题的应对策略。

表 13.1 注册营养师在营养咨询期间的职责

	例子
评估	评估患者当前的进食模式； 彻底地调查患者既往的进食情况，包括进食障碍发病前的进食习惯； 估计患者最佳的健康体重范围； 监测患者的体重； 确定患者改变体重和维持体重的热量需求
教育	阐明随着体重的下降和上升而发生的代谢变化； 讨论运动和能量平衡； 讨论碳水化合物、蛋白质和脂肪在进食中的作用； 说明如何解读食品标签； 通过加深患者对饥饿、饱腹和饱腹感线索的理解来改善患者与食物的关系
行为改变	制订样餐计划，如有需要，应包括调整热量以满足增加体重的目标的信息； 指导患者制定目标，并在患者尝试新的"有挑战性的"食物时提供支持； 如有可能，帮助患者恢复正常的进食模式，以降低暴食的风险

营养咨询通常与谈话治疗相结合,以支持从系统性治疗(如住院治疗或居住式治疗等)过渡到门诊治疗的患者维持其体重和正常的进食模式。当患者有与进食相关的疾病(如糖尿病、乳糜泻、食物过敏等)或有与进食障碍共病需要优先考虑的精神障碍时,营养咨询也是谈话治疗的一个有用补充。营养咨询也可以帮助有暴食障碍的超重患者,通过对目标进行排序来减少暴食,从而减肥(若医生建议减肥的话)。

什么样的自助读物是有帮助的?

自助读物可以填补在进食障碍诊断、治疗和康复方面知识的重要空白。当获得专业治疗的机会有限、治疗的动机波动或康复不顺利时,关于进食障碍的优秀自助读物可以为读者提供信息和策略,以及希望和安慰(表 13.2 概述了目前比较受欢迎的自助读物)。

目前,唯一经过严格测试的自助读物是那些提供基于标准门诊版本的认知行为疗法来治疗神经性贪食症或暴食障碍的读物。目前被广泛使用的读物,如《战胜暴食的 CBT-E 方法:一个经验证能有效改善暴食行为且易于接受的自助方案》

(*Overcoming Binge Eating：The Proven Program to Learn Why You Binge and How You Can Stop*），介绍了一个帮助人们了解暴食的原因和如何停止暴食的治疗项目。在被称为指导性自助的方法中，心理治疗师通常会使用像这样的读物，并结合与患者有限的、简短的会面，来帮助患者实施书中所描述的治疗策略。至于指导性自助如何实施的问题，是面对面还是通过互联网，是由心理健康专业人员还是初级保健提供者指导，以及应该安排多少次面谈等都因具体情况而异。总的来说，指导性自助这种方法优于支持性干预，并能帮助患者取得与认知行为疗法、人际心理治疗和基于家庭的治疗这些专业的治疗方法相当的结果。纯粹的自助，即患者在没有接触任何临床医生的情况下通过阅读一本书来进行治疗，或通过其他任何形式的自助方法来进行治疗，目前都没有得到很好的研究。一般来说，应用这些书上所说的方法需要很认真地阅读这些书，并使用认知行为疗法的相关技能。关于精神健康的电子资源（如后文介绍的一些智能手机应用程序），可能对人们学习和使用治疗进食障碍的基本技能特别有帮助，因此也可能会使进食障碍的症状有所减轻。

另一类重要的自助读物是我们认为可以帮助他人的自助

资源。这些读物可以对家人和朋友进行进食障碍相关知识的科普,旨在帮助他们以科学有效的方式支持他们所爱的人。这些读物(如表 13.2 所示)可能:

(1)根据基于家庭的治疗的基本原理为家长提供建议;

(2)让教师、教练和学校辅导员对进食障碍有一个基本的认识;

(3)就如何在疾病危及生命之前进行干预提供指导;

(4)帮助读者确定进食紊乱与进食障碍之间的模糊界限是否已经被逾越,以及何时该寻求专业帮助。

最后,还有已经克服了进食障碍的人写的各种各样的回忆录,这些回忆录也可以被当作自助资源(如表 13.2 所示)。难以预测谁会从阅读某一本(或任意一本)回忆录中获益,某些回忆录实际上甚至可能会在患者康复的早期产生一定的负面影响。但是,总的来说,这些回忆录可能在以下方面帮助处于进食障碍急性发作期的患者:(1)感到不那么孤单或羞愧;(2)把他们的症状理解为疾病的产物,而不是他们自身的个性;(3)在治疗过程中获得动力;(4)在了解了其他许多人的经历和故事后,更加清楚康复意味着什么。

表 13.2　受欢迎的自助读物

认知行为疗法

《战胜进食障碍：成人患者和他们的照顾者的认知行为自助指南》(*Beating Your Eating Disorder：A Cognitive-Behavioral Self-Help Guide for Adult Suffers and Their Carers*)，格伦·沃勒(Glenn Waller)、维多利亚·芒福德(Victoria Mountford)、蕾切尔·劳森(Rachel Lawson)、埃玛·格雷(Emma Gray)、海伦·科德里(Helen Cordery)、亨德里克·欣里希森(Hendrik Hinrichsen)

《战胜暴食的 CBT-E 方法：一个经验证能有效改善暴食行为且易于接受的自助方案》(*Overcoming Binge Eating：The Proven Program to Learn Why You Binge and How You Can Stop*)，克里斯托弗·G. 费尔本(Christopher G. Fairburn)

《对自己的外表感觉良好：一个克服身体形象问题的计划》(*Feeling Good about the Way You Look：A Program for Overcoming Body Image Problems*)，萨拜因·威廉(Sabine Wilhelm)

《没有进食障碍的生活：一个女人宣称从进食障碍中独立出来，你如何做也可以像她一样》(*Life without ED：How One Woman Declared Independence from Her Eating Disorder and How You Can Too*)，珍妮·谢弗(Jenni Schaefer)

《恢复我们的身体，恢复我们的生活：从进食障碍中恢复的指导和思考》(*Restoring Our Bodies，Reclaiming Our Lives：Guidance and Reflections on Recovery from Eating Disorders*)，刘艾梅(Aimee Liu)

基于家庭的治疗

《帮助孩子战胜进食障碍》(*Help Your Teenager Beat an Eating Disorder*)，詹姆斯·洛克(James Lock)、丹尼尔·勒格兰奇(Daniel Le Grange)

《当你的孩子患有进食障碍时：帮助你的孩子从厌食症、贪食症和暴食障碍中康复的实用策略》(*When Your Teen Has an Eating Disorder*：*Practical Strategies to Help Your Teen Recover from Anorexia*，*Bulimia*，*and Binge Eating*)，劳伦·米莱海姆(Lauren Muhlheim)

辩证行为疗法

《治疗贪食症的辩证行为疗法技巧手册：使用辩证行为疗法打破循环并重新掌控你的生活》(*The Dialectical Behavior Therapy Skills Workbook for Bulimia*：*Using DBT to Break the Cycle and Regain Control of Your Life*)，埃伦·阿斯特拉汉-弗莱彻(Ellen Astrachan-Fletcher)、迈克尔·马斯拉尔(Michael Maslar)

《告别情绪性进食的 DBT 方法：一个经验证能打破暴食循环和进食失控循环的课程》(*The DBT Solution for Emotional Eating*：*A Proven Program to Break the Cycle of Bingeing and Out-of-Control Eating*)，黛博拉·L. 塞飞(Debra L. Safer)、萨拉·阿德勒(Sarah Adler)、菲利普·C. 马森(Philip C. Masson)

《终止情绪性进食：运用辩证行为疗法技能来应对困难情绪并发展与食物的健康关系》(*End Emotional Eating*：*Using Dialectical Behavior Therapy Skills to Cope with Difficult Emotions and Develop a Healthy Relationship to Food*)，珍妮弗·L. 泰茨(Jennifer L. Taitz)

续表

教育和支持

《快要患上厌食症了：我或我所爱的人与食物的关系有问题吗？》[*Almost Anorexic：Is My (or My loved one's) Relationship with Food a Problem?*]，珍妮弗·J.托马斯(Jennifer J. Thomas)、珍妮·谢弗(Jenni Schaefer)

《如果你的孩子患上进食障碍：父母的必备资源》(*If Your Adolescent Has an Eating Disorder：An Essential Resource for Parents*)，B. 蒂莫西·沃尔什(B. Timothy Walsh)、德博拉·R.格拉索弗(Deborah R. Glasofer)

回忆录

《勇敢女孩的进食：一个家庭与厌食症的斗争》(*Brave Girl Eating：A Family's Struggle with Anorexia*)，哈丽雅特·布朗(Harriet Brown)

《成功康复：进食障碍患者的真实生活写照》(*Gaining：The Truth about Life after Eating Disorders*)，刘艾梅(Aimee Liu)

《再见，进食障碍！你好，新的自我！从进食障碍中走出来，热爱生活》(*Goodbye ED，Hello Me：Recover from Your Eating Disorder and Fall in Love with Life*)，珍妮·谢弗(Jenni Schaefer)

关于精神健康的电子资源，如智能手机应用程序，有用吗？

由于技术的普及，将精神健康的电子资源应用于进食障碍的治疗和整体心理健康领域是患者、家庭、临床医生和研究人员非常感兴趣的问题。在过去的 10 年里，一种被称为生态瞬时评估(ecological momentary assessment)的技术在研究进食障碍时被广泛使用。生态瞬时评估是指在行为研究中使用技术来评估个体在自然环境中的实时感受、行为和情绪等。例如，现在的一些研究会涉及向个人的智能手机发送提醒，让他们每天多次完成一个简短的调查(可能是关于他们的情绪、行踪、最近的进食或锻炼行为等方面)，以跟踪他们在当下和自然环境中的模式。虽然生态瞬时评估的目的并不是为了直接有益于参与者，但生态瞬时干预(ecological momentary intervention)，即在人们日常生活中通过电子方式向他们传递干预措施，确实达到了直接有益于参与者的目的。对进食障碍的生态瞬时干预可能包括在人们就餐前提醒他们的目标(如尝试一种新的食物或吃慢点等)和他们潜在的动机(如更舒适地在餐馆吃饭,对饱腹感的提示有更清楚的感受等)。总的来说,关于这些干预措施优点的循证证据明显落后于技术上的进步。然而,行为改变是困难的,保持下去更难!(只要问问那些下定决心要存更多的钱、早睡早起或戒掉咖啡因等的人便可知晓。)生态瞬时干预虽然还处于早期阶段,但却是一种潜在的强有力的方法,可以促进进食障碍的基本治疗原则的应用,扩展心理治疗会谈外的益处,并有助于长期的康复。

目前,有许多不同的应用程序(如智能手机应用程序),可能对进食障碍患者有用(见表13.3)。应用程序的发展日新月异,我们完全相信我们今天在下表中列出的例子可能明天就会更新。我们必须提醒的是,市面上有许多与饮食和体重相关的应用程序,这些应用程序都鼓励限制性进食和提倡减肥,因而这些都不是进食障碍患者的健康选择,进食障碍患者的目标可能包括:(1)增加体重或保持体重;(2)灵活地选择食物;(3)停止计算热量,摄入高能量的营养物质;(4)坚持规律进食和加餐等。

表 13.3 受欢迎的智能手机应用程序

应用程序	具体描述
专为进食障碍患者开发的应用程序 Recovery Record（康复记录）	这个应用程序可以为用户提供包括自我监控(如记录吃的食物、想法、感受、使用代偿行为的冲动等)，个性化的应对策略以及与临床医生联系的门户网站等功能和信息资源。它还提供基于认知行为疗法对进食障碍进行干预的方法。这个应用程序除了有提醒功能外，还可以帮助设定目标。其他功能包括帮助制订进食计划，奖励、认可用户的康复行为以及为用户与他人联系提供便利。
Rise Up＋Recover（改善＋康复）	这个应用程序可以为用户提供包括自我监控(如记录吃的食物、想法、感受、使用代偿行为的冲动等)功能，并鼓励用户在感到痛苦时使用应对技巧。用户之间可以分享励志名言、图片等信息，并可实现互评及点赞功能，同时用户还可以访问其他关于进食障碍的治疗资源，如播客、文章和治疗目录等。此外，用户可以使用该应用程序导出自己的用餐数据，并与治疗团队成员进行分享。

续表

应用程序	具体描述
基于认知行为疗法开发的应用程序	
CBT Thought Record Diary（认知行为疗法思维记录日志）	思维的自我监控是一种常见的、跨诊断的认知行为疗法工具，它是识别和挑战有问题的思维的基础。这个应用程序可以为用户提供记录他们的想法和相关负面情绪的功能，并帮助用户分析和评估他们的这些想法。
MoodTools（心境工具）	这个应用程序是为了帮助抑郁症患者而开发的，可能对同时患有进食障碍和抑郁症的患者有用。它可以为用户提供自我监控（如记录情绪、想法、行为等）功能，它还可以利用这些监测信息，运用认知行为疗法的原则分析用户持有的信念，并制订出相应的安全计划（如防止用户自杀等）。
MindShift（思维转换）	这个应用程序专门针对有一系列焦虑问题的青少年和年轻的成人，它可以为用户提供应对不同类型的焦虑症状的方法。为便于用户的长期使用，用户可以将对自己有效的方法进行标记。该应用程序的语言简单明了，并通过嵌入的文本和音频等吸引人的多样化形式对重要的概念加以突出显示。

续表

	应用程序	具体描述
基于辩证行为疗法开发的应用程序	DBT Diary Card ＋Skill Coach （辩证行为疗法日记卡＋技能教练）	这个应用程序可以为用户提供自我监控（如记录情绪、冲动和辩证行为疗法技能的应用）、辩证行为疗法技能回顾、目标设定以及一种跨时间绘制情绪行为数据图进行评估等功能。
	Breathe2Relax （呼吸到放松）	这个应用程序用来指导用户练习横膈膜呼吸技术，即"腹式"呼吸。它可以设置与用户自己的深度呼吸相匹配的吸气和呼气持续时间。此外，它还可以监测压力水平。
针对所有人开发的应用程序	Calm （平静）	这个应用程序可以为用户提供冥想课程，课程的时长可以个性化设置（从 2 到 30 分钟不等），以满足用户的不同需求。冥想课程可以设置成被引导模式，也可以为更有经验的用户设置成"只计时"模式。这个应用程序还设置了很多大自然的景象和声音等，有助于用户自我减压及放松。

专为进食障碍患者开发的应用程序（如 Recovery Record、

Rise Up+Recover 等)最常见的功能是监控进食行为和制订进食计划。这些应用程序的监控功能不是鼓励人们对常规营养素(即食物中有多少脂肪、蛋白质或碳水化合物等)进行细致关注,而是允许人们填写一个文本框,大致描述他们吃了什么、吃了多少,或者给他们吃的食物拍照。这些应用程序可以设置为提醒人们规律进食(或在有一顿饭没吃时进行提醒),还可以个性化地查询人们在用餐时或用餐后是否有进食障碍的行为,例如:

(1) 催吐;

(2) 使用泻药;

(3) 限制进食;

(4) 暴食;

(5) 代偿性运动。

用户还可以选择记录他们的感受(情绪状态)、饥饿感和饱腹感等信息。这两款应用程序都允许患者在进食障碍治疗过程中围绕常见的行为设定目标,比如定期但不过于频繁称重,减少身体检查的次数,以及当有暴食、清除或限制食物的冲动时利用适应性的技巧进行应对。这些应用程序可以让患者直接与临床医生同步数据，或者将记录摘要导出并发送给临床医生，从而方便与治疗提供者建立联系。当被问及使用"Recovery Record"这一应用程序的感受时，一些患者表示，他们发现通过应用程序与临床医生联系是一种支持和促进治疗的方式，而另一些人则认为这是一种干扰和威慑。

其他一些可能有用的应用程序向患者提供了心理治疗的元素，被认为对治疗进食障碍特别有帮助。例如，基于认知行为疗法的应用程序提供了监控和挑战有问题的思维的方法，给出了应对焦虑、抑郁和压力的策略，并引导用户按照解决问题的步骤来开展工作以及支持（广义的）行为改变。基于辩证行为疗法的应用程序包括忍受痛苦和情绪调节技能的提醒，这可能对那些当时正在经历痛苦情绪的人特别有帮助。还有一些流行的应用程序可以为任何人所用，它们提供冥想和呼吸练习指导，目的是帮助用户减轻压力和进行放松。所有这些工具均可掌握在患者手中！

可穿戴设备的效果如何？

第一个自我追踪器，即体重秤，是在两百多年前发明的。

如今，自我追踪器的科技含量越来越高，包含了可穿戴设备，即可以作为配件戴在身上的智能电子设备，比如 Fitbit（一种智能手环）或苹果手表。这些追踪器可以测量每日步数、热量消耗、心率、睡眠周期等。这些信息的有用性在很大程度上取决于获取这些信息的人的心理健康状况，而那些患有进食障碍的人很容易受到数据过载的影响。研究表明，定期的健康跟踪与进食障碍的态度和行为有关。尤其是健身追踪，是进食障碍症状的一个风险因素。

健身追踪可能是风险因素之一

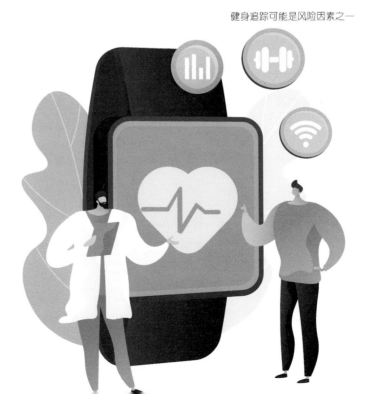

专家们还不确定为什么可穿戴设备会给易患进食障碍的人带来风险。或许,可穿戴设备收集的信息太多,强化了易感个体过度关注无用数据(如营养成分含量、步数)的倾向,正如谚语所说:"只见树木,不见森林。"或者,这也强化了进食障碍患者对健康和饮食的关注倾向,使他们有过度使用饮食、健康或体重测量工具的风险。

重点聚焦:其他的治疗措施和策略

虽然本章描述的治疗工具没有之前所描述的那么严格,但它们仍然有希望帮助更多的进食障碍患者获得他们需要的帮助。营养咨询是一种特别有帮助的辅助干预措施,可以帮助人们使其进食充分正常化。自助读物为那些无法获得专业治疗的人提供了一个学习循证心理治疗原则的方法,它们也是家人、朋友、老师和教练的宝贵资源,也可以为进食障碍患者提供支持。不可否认,尽管科技催生了智能手机应用程序等自助资源的最新发展,但患者在选择这些资源时应该谨慎,要考虑自身整体的身体健康和心理健康状况。

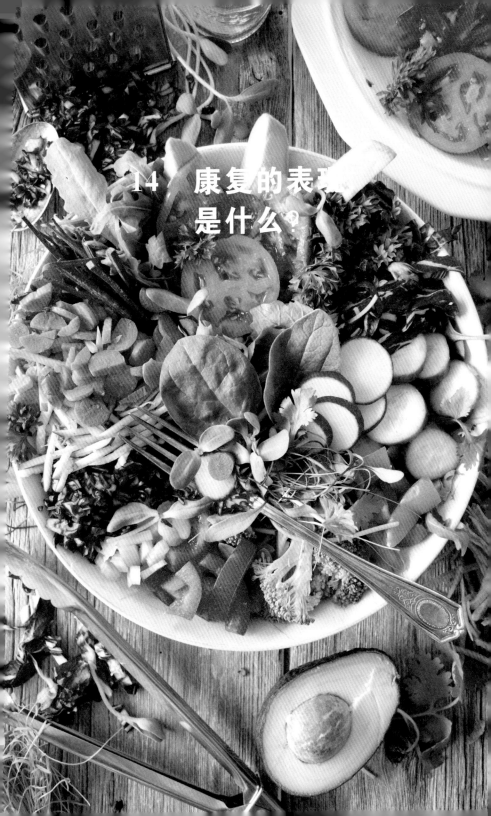

14 康复的表现
是什么?

完全康复包括患者的身体、行为和心理等方面都恢复正常化。主要表现为:体重(以及儿童和青少年的生长速度)稳定且处于个人的最佳范围;进食正常,能吃各种各样的食物;对体形或体重的焦虑即使有也是非常轻微的;可以容忍体重的微小波动而不会感到痛苦。

体重有多重要?

体重是衡量每个人健康状况的一个指标,因此是进食障碍患者衡量当前身体状况的一个重要数据。虽然体重绝不是唯一需要追踪的生理指标,但应该定期监测体重,尤其是当它从基线健康状态发生了重大变化时更应该密切监测。

体重目标最好依据个人的既往体重情况来设定。例如,当儿童每年去看儿科医生时,他们的身高和体重被绘制在生长曲线上,而对青少年或年轻人来说,这些生长曲线通常被用来设定一个推荐的体重范围。当然,对年轻人来说,推荐的体重范围是一个不断变化的目标,因为在 20 岁之前每个人的体重和身高都会增加。对于成人,推荐的体重范围可能是基于个人的进食行为和一般健康状况良好时的数据,或根据成人的标准推荐范围(一般对成人来说,健康的 BMI 建议在 18.5 到 25 千克/米² 之间)。在美国国家卫生研究院(National Institutes of Health,NIH)网站上可以找到有用的指导以及 BMI 计算器。

什么是完全康复与部分康复？

进食障碍的完全康复意味着定义该疾病的生理、行为和情感特征的症状已消失或已得到缓解。完全康复,意味着一个之前受进食障碍影响的人应该恢复到病前时的状态,包括饮食、锻炼和相关想法,以及他们对自己身体的感受,或他们能恢复到像一个从来没有进食障碍的人一样思考、感受和行动。例如,一个从进食障碍中完全康复的年轻女性应该可以适量吃她在生病前喜欢吃的炸薯条(和其他食物),并且应该表现出她之前的闪光点、幽默感和其他性格特征。即使她会担心自己的体形和体重,这种担心也不应该比正常人更强烈。未患进食障碍的女性有时会担心怀孕后体形的变化,或者对绝经后体重的变化表示不满,但这种情况不会持续太久。一般大多数人都会觉得穿着泳衣在海滩上散步有点不自在,但他们不会回避这种体验;相反,他们会把那些不舒服的感受放在一边,享受着阳光和冲浪。在从进食障碍中恢复的过程中,患者对身体的担忧和不满预计不会比这些例子提到的情况更严重。

　　因为行为改变是非常困难的,进食障碍患者通常对康复所需的改变有着复杂的感受,所以患者有所改善但不完全改善的情况并不少见,有时他们坚持认为适度的改变才是他们真正想要的。部分但并未完全恢复正常功能的改变称为部分康复。部分康复的例子包括:

正常人不会对身体有严重的不满和担忧

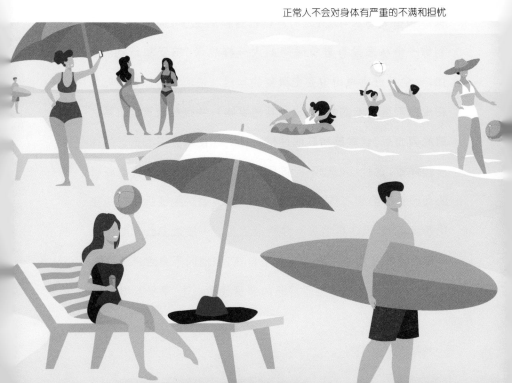

（1）患有神经性厌食症或非典型神经性厌食症的女性的体重有所恢复，但没有恢复到自然月经周期状态时所需的体重；

（2）患有暴食障碍或神经性贪食症的人，其暴食发作的频率降低，但没有完全停止暴食行为；

（3）一个人总是吃足够多的食物来达到并维持正常体重，但他的菜单上只列出了低热量的安全食物；

（4）一个人成功地中断了暴食/清除循环，但没有制订一日三餐的正常饮食计划。

许多患者及其家属认为，进食障碍患者唯一可能的是部分康复。这个说法应该被打破！完全康复应该是进食障碍患者治疗的目标，而且对受进食障碍影响的人来说，这种可能性是真实存在的。然而，完全康复在患进食障碍时间较短的人中更常见，病程较长的患者应该为病情的改善（无论是多么小的改善）感到自豪，因为在完全康复的过程中，许多变化是很不容易实现和维持的。

什么样的进食模式与康复有关?

进食障碍的治疗通常强调健康进食,这意味着患者每天要吃三顿饭,对其中一些人来说还有一些计划好的加餐。进食障碍包括紊乱的进食,如:

(1)不吃饭;

(2)限制摄入;

(3)暴食;

(4)用零食代替正餐,且总是小口小口地吃东西。

人们可能认为,进食障碍的治疗可以帮助患者改变部分问题,而不必将当天的整个进食计划正常化。例如,患者可能想要停止暴食,但却可以继续不吃早餐,并且只吃少量的午餐。另一些患者可能认为,只要摄入的食物总热量在推荐的范围内,一整天吃少量食物就不是问题。

实际上,正常有序的进食不仅是一个目标,保证正常有序的进食还能帮助患者消除症状,防止小的疏忽变成彻底的复发。因为限制进食和不吃饭通常会导致暴食,如果一个人每天有规律地吃三顿饭，将会更容易地解决暴食问题。而且，如果发生了暴食，回到一日三餐的正常模式有助于防止重新启动限制进食和暴食的循环。

有时患者不愿意按照这种模式进食。在神经性贪食症中，许多紊乱的行为都源于防止体重增加的努力，那些致力于停止暴食和清除行为的患者可能认为，如果他们每天吃三顿饭，他们的体重会增加很多，尽管没有证据表明这种情况会发生，但他们依然如此认为。对神经性贪食症和其他进食障碍的治疗，应有心理教育介绍关于稳定的进食计划的益处，也应有行为实验帮助消除关于改变进食行为的后果的误解。

为什么多样性是更充实生活的调味品？

处于进食障碍恢复期的人，只要他们吃得够多，吃什么重要吗？当然重要！有证据表明，饮食多样化与良好的治疗结果相关，应该被视为进食障碍完全康复的一部分。

进食障碍患者往往保持严格的进食习惯。他们报告的以下这些情况并不罕见，例如：

（1）每天吃完全一样的早餐和午餐；

（2）采用有限的偏好食物清单，并在清单范围内选择食物，坚持认为其他食物是不健康的、不好的、不安全的或不好吃的，即使这些食物是以前喜欢的也是如此；

（3）在需要灵活应变的情况下进食有困难，比如在旅行、家庭聚餐或在餐馆点菜进食时会表现出进食有困难。

在治疗中，我们鼓励和支持进食障碍患者重新摄入各种食物，特别是他们以前吃过的食物，并帮助他们围绕其他与进食

饮食多样化有助于患者康复

相关的方面(如进食时间、进食环境等)设定目标,提高灵活性。例如,几项科学研究发现,在体重增加并在系统性治疗方案中达到正常体重的神经性厌食症患者中,患者食用不同食物的数量与一年后健康状况的显著改善密切相关。相反,那些从有限的清单中选择食物的人在治疗项目完成后的一年中则很容易复发。神经性贪食症或暴食障碍患者可能认为,如果他们想要避免暴食,就不能接触某些食物。回避性/限制性食物摄入障碍患者可能无法忍受某些颜色、质地或气味的食物。要想成功治疗这些疾病就应该扩大食物种类,并应明确更好的食物种类与患者整体健康及生活满意度之间的联系。

怎样才能适应身体形象的新常态呢?

除了回避性/限制性食物摄入障碍外,身体形象方面带来的困扰是进食障碍患者具有的共同特征。对患者来说,最具挑战性的是关于体形和体重的想法,如坚信他们个头太大或在某些方面缺乏吸引力(通过进食障碍治疗改变体重后,或维持体重后,他们要面对强烈的减肥欲望)。遗憾的是,所有的进食障碍症状并不能同时消失。

治疗通常从强调改善进食行为开始。良好的治疗可能会在几周或几个月内对进食行为和体重产生影响,但思维和感受的改变可能需要更长的时间才能跟上行为改善的步伐。进食障碍患者如能了解到这是正常的变化轨迹,则可能会对他们的康复有一定的帮助。保持健康的体重(以及停止节食)对于思维和感受的改变是至关重要的。有时,让进食障碍患者考虑用6 个月或 1 年的时间来尝试与治疗相关的改变是有帮助的,这样有助于观察患者是否有可能适应新的正常状态,并测试这一改变是否可以被患者接受。更长的尝试时间往往可以显著减少或完全缓解那些令人不安的进食障碍的想法。

与此同时,当治疗包括体重改变时,或当患者对身体形象有过度的关注时,治疗应包括帮助患者挑战那些被他夸大的观念。例如,如果一个人确信"每个人都在盯着我看,因为我个头太大了"或"每个人都比我苗条",那么治疗就应该包括让患者收集支持或反对这些观念的证据。在治疗的这一阶段,治疗的工作旨在消除那些让患者感到不安的假设和从他们脑海里自动蹦出的不合理想法。此外,如果一个人的体形发生了变化(这在神经性厌食症的成功治疗中是很常见的),治疗应包括思考如何帮助患者适应这种变化。例如,治疗方法可能包括扔掉不再合身的旧衣服,购买适合的新衣服等。

处于进食障碍恢复期的人如何应对别人的态度和评论?

在我们今天的文化中,人们对自己所吃的食物和外表都会有过多的关注,这对那些患有或曾经患有进食障碍的人来说是非常具有挑战性的。社交媒体上的帖子、朋友和家人之间关于饮食偏好的讨论,以及关于某位熟人或明星看起来是"火辣"或"酷"或"苗条"或"丰满"的评论,都会引发人们将自己的身材或食物选择与被谈论对象的进行比较。

医疗保健提供者常常告诉患者,观察和倾听他人可以让他们更了解自己所生活的世界,随着时间的推移,他们就可能不会感到那么难过了。但事实上这是艰难的经历,尤其是对那些刚刚康复的人来说更是如此。进食障碍专家通常会帮助患者考虑如何限制他们花在社交媒体上的时间,或者如何管理他们的社交媒体(例如,他们该关注谁,该使用哪种社交媒体)以达到最佳健康状态。对真实世界中发生的实时互动,需要记住每个人都有其适合的饮食和体形,进食障碍会扭曲患者体验评论和观察的方式,因此,了解到这一点有时是很有帮助的。

通常,患者与家人和治疗提供者一起合作,患者家人和治疗提供者会尽量使用让患者觉得舒服的语言,并引导患者正确体会相关评论背后的积极意图,即使有时患者家人和治疗提供者使用的词语并不完全合适,也不影响这样做产生的积极影响。例如,一些患者就会告诉他们的家人,他们不喜欢家人在他们就诊时谈论关于饮食和运动的话题;或者他们会主动改变自己的朋友圈,多结交一些让他们能吃得舒适的朋友,少结交一些对食物持有不健康态度的朋友。对正在从进食障碍中恢复的人来说,参加支持性团体或宣传有关体形和进食的健康信息的组织是很有益的。

支持小组如何帮助进食障碍患者康复?

患者从进食障碍中康复的过程总是比最初预期的时间要长,而且会经历比预期更多的困难。患者如果没有获得相关支持,这一康复过程几乎是不可能实现的。每个患者的康复故事都不一样。许多人依靠治疗提供者、家庭成员、朋友和其他资源的支持来实现并维持所需的行为改变。当对可获得的支持持开放态度时,患者获得的治疗结果才是最好的。

一般来说，一个人长期存在的行为模式是很难改变的，这一观点大多数人都是同意的。神经科学领域的相关研究告诉我们，我们经常做的许多行为都变成了习惯，这是由大脑的不同部位执行的，而不是由那些负责第一次学习的部位执行的。因此，改变我们已有的习惯需要付出巨大的努力。在进食障碍的发展过程中患者的很多行为可能被认为是一种习惯。在这种情况下，患者要想做出改变首先需要对此给予高度关注，然后需要长时间进行练习和保持警惕，以免回到旧的行为方式中去，特别是患者感觉压力大的时候，或者处于可能发生进食改变的时期，比如在旅行、发生生活变故或生病的时候更要特别注意。因此，患者承认需要支持是其成功康复的关键所在。

但康复的表现到底是怎样的呢？

案例分享

玛丽亚（Maria）是一名 27 岁的研究生，10 年前，在她高中四年级和大学前两年里，她出现了神经性厌食症的典型症状。起初，在她大学一年级的第二学期，玛丽亚的 BMI 从她病前的最高水平 22 千克/米^{2}下降到 17 千克/米^2。随着体重下降，她出现了以下症状：月经周期中断、严格控制进食模式、在校园里跑步的时间越来越长、与同龄人的社交隔离以及经常对父母发脾气等。

大一暑假,她第一次去看门诊医生,虽然她感觉自己"得到他人的理解了",但这并没有让她的体重有多大改变。随后,她返回学校读大二,之后室友们针对她的情况向住宿指导老师表达了担忧,虽然才刚开学几周,但校方也只好要求她请病假去治疗了。玛丽亚在这一学年的大部分时间里都在进行系统的治疗,先后参加了居住式治疗、部分住院治疗项目,并且还接受了治疗项目推荐的门诊医生团队的随访。

第二年秋天,玛丽亚回到了学校,她住在一个单间里,并接受了大学城社区服务人员的治疗。在急性治疗结束后,她的 BMI 达到了 22.5 千克/米^2,但在一年中大部分时间里,她的 BMI 都保持在接近 19.5 千克/米^2 的水平。她认为,考虑到正常体重的定义,这已经足够了。她被允许自己在宿舍里做饭,但她吃东西很小心,食物很单一。她很少和朋友一起吃饭,"担心与朋友一起就餐太困难了"。

在玛丽亚病程的这个阶段,她相信自己已经从神经性厌食症中康复了,但她的治疗提供者并不这么认为。他们注意到,她仍然限制进食,并且她的社交活动也并未恢复到病前的社交水平。他们仍然担心她的进食缺乏多样性,而且她在空闲时仍然经常跑步,尤其是在周末时更为频繁。虽然她的月经恢复了,但玛丽亚说她的月经量依然"很少",她的治疗提供者确信这支持了他们的观点,即她的病情只得到了部分缓解。

那年冬天,玛丽亚提到了几件事情。她在图书馆学习后回到自己房间,吃了储藏在宿舍公共食品柜里的食物,包括曲奇饼干和薄脆饼干。她发现,一旦她开始吃一两块,她就会吃得很快,直到吃光一桶或一盒饼干。这些情况令她非常痛苦,她向治疗提供者报告说,这种新的进食模式表明她已经从神经性厌食症中"明显恢复"了。事实上,她向治疗提供者说出了自己的想法,她认为治疗提供者"现在一定很开心",因为她开始比以前吃得更多了。

玛丽亚的治疗提供者并不认为这是一种康复。

虽然她在某些日子摄入了大量的热量,吃了一些她以前避免吃的食物,但新的进食行为模式符合暴食障碍的标准,这绝不是正常的或被推荐的进食模式。因此,她的治疗提供者给她增加了关于正常进食和正常体重的教育,建议她在进餐时吃饱并提前计划好合理的零食加餐时间,以帮助玛丽亚停止暴食。

大学四年级,玛丽亚开始注意到自己对食物、体重和体形的顾虑越来越少。她接受了更多的社交邀请,而且享受这一过程,这比她预期的要好。玛丽亚的体重在不经意间增加了几磅,她的 BMI 能保持在 21 千克/米^2 左右了。

玛丽亚的治疗提供者对她的进步更加乐观,并希望这些改变更持久。然而,玛丽亚打算在毕业后搬到一个新的城市,这让他们很担心,他们希望她同意继续接受治疗,不过他们也意识到,她需要过渡到新的医疗机构。

玛丽亚保持了体重,但她说她仍然容易受到压力的影响,并注意到压力使她"要么吃得少,要么吃得多"。她开始同意与新的治疗提供者一起工作,并在休息时间安排了治疗。在她称之为"长大"的一年里,玛丽亚自信地认为自己可以更灵活地进食,她在一个研究实验室里遇到了许多新同事,"他们根本不知道我曾经患过进食障碍"。

现在,玛丽亚之前的和现在的治疗提供者都认为她已经从神经性厌食症中康复了,即使在压力很大或困难的时候,她掌握的康复技巧也有望能使她保持健康。

重点聚焦:康复

从进食障碍中康复是一个涉及多方面的过程。康复需要时间,也可能需要多个阶段的治疗才能稳固治疗效果。有时,进食障碍患者比临床医生或家人更早地认为自己已经康复了。康复确实是可能的,但真正的康复应该包括恢复健康的进食、体重、人际关系和日常生活等方面。

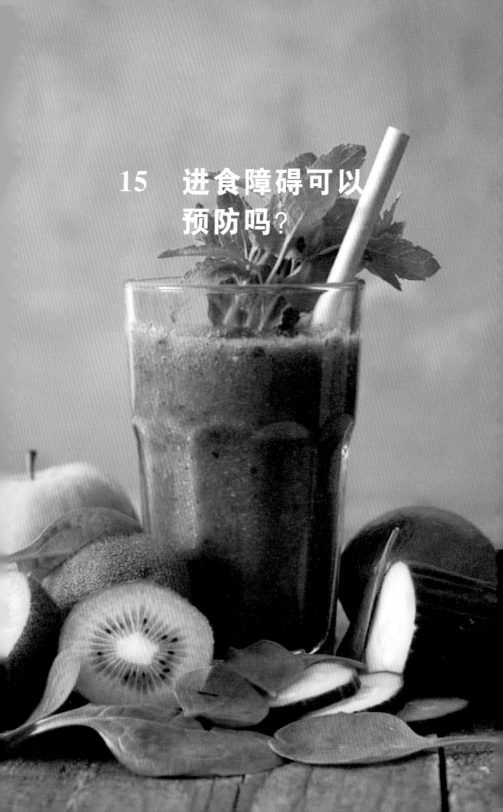

15 进食障碍可以预防吗？

治疗任何疾病的最佳方法都是从一开始就预防它的发生，进食障碍也是如此。所有研究和治疗进食障碍的明智的专业人士甚至都希望没有需要治疗的患者！

不幸的是，这似乎不太可能，我们将在下文中说明相关原因。

有哪些不同类型的预防措施？

预防领域及其术语最初是为了应对传染病而发展起来的。在历史上，传染病是人类面临的最大祸害之一，例如，在 18 世纪，每年约有 40 万欧洲人死于天花，其中包括 5 位在位君主。在一个里程碑式的成就中，天花被根除了，人们使用的是一种叫作普遍预防或一级预防的方法。

当人群中几乎每个人都有患病的风险，并且病因明确时，使用普遍预防或一级预防是可能的。天花就满足上述两个条件。天花是由天花病毒引起的，它具有很强的传染性。被感染的一个迹象是出现皮疹，类似于水痘。被感染者的喉咙和口腔里会出现脓疮，当他们咳嗽或打喷嚏时，脓疮里的病毒会传播在空气中，周围的人们就会受到感染。皮疹中的液体也含有病毒,这些病毒会被擦到衣服和床上用品上。大多数未接种疫苗的人会因此患病,其中有 1/3 的人会死亡。因此,天花的病因是非常明确的——一种病毒——没有接种过天花疫苗的人都有感染天花的危险。

普遍预防包括用某种东西对所有人进行治疗,以阻止疾病的发展。就天花而言,就是使用疫苗。爱德华·詹纳(Edward Jenner)是 19 世纪晚期的一位英国医生,他发现了一种与天花类似但并不十分危险的牛痘病毒,接种牛痘疫苗可以使人们对天花产生免疫力。用来根除天花的疫苗含有另一种非常相似的病毒。从 20 世纪 50 年代末开始,国际上一直在共同努力,通过尽力实现给全球每个人接种疫苗来根除天花,尽管这项努力面临着技术上的、财政上的和政治上的一系列挑战,但在 1980 年终于宣告成功了。天花已经从地球上被消灭了,因此人们不再需要接种天花疫苗了!

另外有两种预防方法值得一提:

(1)二级预防旨在降低易感人群的风险或在症状开始出现、疾病尚未完全发展之前尽早进行干预。

(2)三级预防侧重于已经患病的人,旨在减少疾病的影响,并帮助患者康复。

普遍预防进食障碍有可能吗？

进食障碍的普遍预防具有挑战性。与通常由单一病毒或细菌引起的传染病不同，进食障碍似乎是由多种因素共同造成的，这些被称为风险因素，包括：

(1)基因；

(2)环境；

(3)发育阶段(如青春期)；

(4)社会压力；

(5)情绪状态。

这种复杂性意味着，普遍预防工作必须同时针对许多因素，因为据推测，有些因素对某些人比其他人更重要。

普遍预防进食障碍之所以具有挑战性，还因为大多数人即使暴露在我们认为的重要风险因素下，也不会患上进食障碍。因此，对大多数人来说，没必要进行普遍预防。

近年来，研究人员试图通过开发项目来应对这些挑战，这些项目的目标主要是通过学校教育项目来预防进食障碍和控制体重。这些项目提供了关于健康体重管理的指导，这几乎与所有人都相关，也应该有助于预防进食障碍。这类项目似乎有广泛的用途，但它们不太可能显著降低最严重的进食障碍的发病率。

社会压力也可能诱发进食障碍

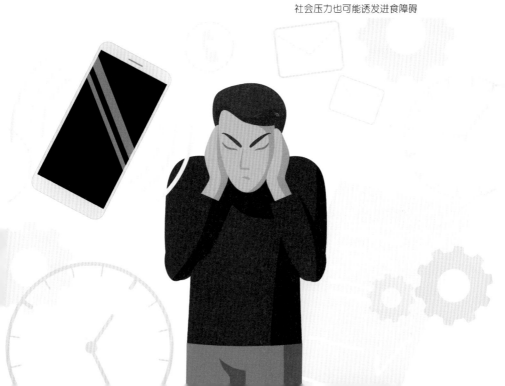

进食障碍的二级预防有用吗?

二级预防或针对性预防的目的是防止进食障碍在高风险人群和已开始出现症状的人群中发展。已有两个项目对此进行了一些详细的研究。

"身体计划"这一项目的目标人群是高中和大学年龄段的女性,尤其是那些越来越关注自己体形和体重的女性,旨在帮助她们抵制要求变瘦的社会压力。研究发现,该计划可以缓解她们对身体的不满、不健康的节食和进食障碍的症状,尤其是暴食的症状。"身体计划"项目包括团体会谈,并已被一些女生联谊会采纳。

斯坦福大学的"学生身体"项目是一个在线项目,旨在解决被认为会导致进食障碍发展的风险因素,帮助高中生和大学生发展均衡的饮食,并改善他们的身体形象。近年来,一个名为"保持健康"(Staying Fit)的相关项目被开发出来,旨在向人们更广泛地传授关于健康的体重调节方面的知识。

有充分的证据表明,这些完善的、经过严格评估的项目在改善人们对体形和体重的态度以及减少进食障碍症状方面是有用的。目前还不清楚的是，它们是否能显著减缓神经性贪食症和神经性厌食症等严重的进食障碍的发展，幸运的是，这类进食障碍的发病率相当低。

进食障碍的三级预防有用吗？

三级预防的目标是减少进食障碍的长期影响。从我们的角度来看，最好将三级预防视为整体治疗方法的一部分，而不是作为预防措施。

重点聚焦：预防

预防是对付疾病的理想方法，在少数情况下，通过预防消除疾病是可能的，如天花。然而，进食障碍的病因复杂，很难想象有任何方案能够消除所有进食障碍的发生。无论如何，旨在改变人们对体形和体重的不健康态度以及不健康的饮食习惯的项目，对那些患进食障碍的风险较高的人都是有益的。

第三部分

进食障碍研究领域的热门主题

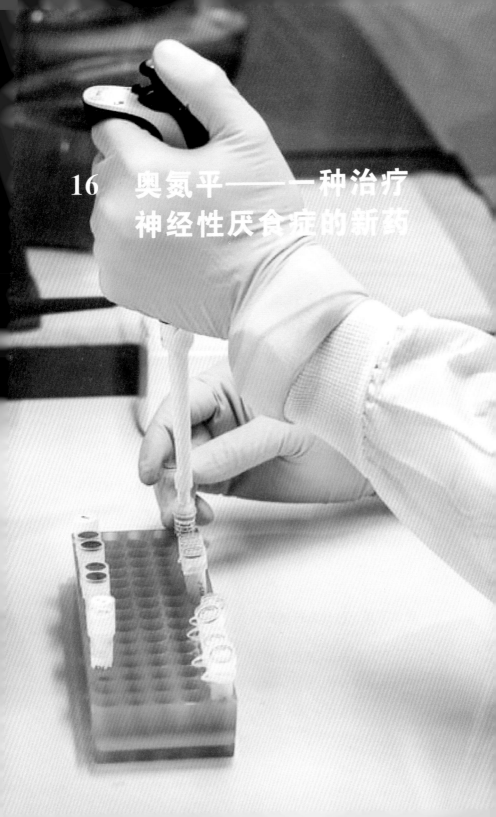

16 奥氮平——一种治疗神经性厌食症的新药

在本章及接下来的两章中，我们将描述三个热门的研究主题：

热门主题 1（第 16 章）：奥氮平——一种治疗神经性厌食症的新药

热门主题 2（第 17 章）：认知神经科学——进食障碍领域中关于大脑的新兴知识

热门主题 3（第 18 章）：遗传学——关于遗传学的新兴知识

前两个主题是基于我们在哥伦比亚大学的研究小组所做的工作，最后一个主题的工作是由世界各地的同仁完成的。我们希望，对这些正在进行的工作的介绍能够使人们了解到关于进食障碍的前沿研究是如何完成的，并为未来更好地理解和治疗进食障碍提供一些参考。

奥氮平是一种什么样的新药？

正如在第 11 章提到的，很多精神科药物已被考虑用于治疗神经性厌食症，而且一些药物已被研究过，包括已经被证实对神经性贪食症有效的药物。但是，一直没有一种药物可以有助于增加神经性厌食症患者的体重或减轻他们的情绪困扰,直到最近,这一领域终于有了新的发现!

近15年来,一些小型研究已经表明,奥氮平——一种常用于治疗精神分裂症和双相情感障碍的抗精神病药,可能对神经性厌食症患者有帮助。最近,我们团队在哥伦比亚大学主导开展了一项较大规模的研究。该研究比较了奥氮平和安慰剂(一种外形看起来像药片但实际上并无功效的药片,有时被称为"糖丸")在治疗神经性厌食症患者时的疗效,研究人员发现奥氮平比安慰剂更有助于增加神经性厌食症患者的体重。我们相信累积的证据表明奥氮平是第一种对神经性厌食症患者有一定治疗效果的药物。

这项研究是如何设计的,它发现了什么?

这项研究的设计模式是随机对照试验,这是研究一种药物是否有效的黄金标准方法。本章后面会详细介绍这种类型的研究设计,这里先简单介绍这项研究是如何运行的。

在患者同意参加研究后,152个年龄偏大的青少年和成人神经性厌食症患者被随机分配接受奥氮平或安慰剂(糖丸)治疗,这是他们门诊治疗的一部分。直到研究结束,患者和他们的医生都不知道患者接受的是药物治疗还是安慰剂治疗。参与该研究的患者在以下 5 个研究型医疗机构(纽约市哥伦比亚大学、纽约州怀特普莱恩斯市的威尔康奈尔医学院、宾夕法尼亚州匹兹堡市的匹兹堡大学、马里兰州巴尔的摩市的约翰·霍普金斯医疗集团、加拿大多伦多市的成瘾和心理健康中心)接受治疗。在 4 个月的时间里,他们每周会见一位精神科医生,而且每日服用 10 毫克奥氮平或安慰剂。

结果表明,与安慰剂组相比,奥氮平组的患者体重增加得更快(奥氮平组体重增加约 1.5 磅/月,安慰剂组体重增加约 0.5 磅/月)。这里奥氮平组的体重增加值是所有服用奥氮平的患者体重变化的平均值,包括一些在研究结束前就停止服药的患者,以及服用低于目标剂量(10 毫克/日)的患者。虽然某些特定剂量的药物效应可能会被低估,但是分析从参与者中收集的所有可用信息被认为是在真实世界中以及现实患者中评估药物效应的最佳方法。不理想的是,与服用安慰剂的患者相比,服用奥氮平的患者在研究期间并未报告他们存在的抑郁、焦虑或其他心理症状有所改善。

为何药物可能有益于治疗神经性厌食症？

对瘦的狂热追求是神经性厌食症患者的核心症状，长期以来，不论是医生还是患者一直都在努力寻求能改善这一症状的药物。神经性厌食症患者有时会问，是否有一种药物能阻断这种障碍的典型表现，即对食物、体重和体形的无休止的反复思量。而且，神经性厌食症患者常表现出抑郁和焦虑的情绪，这常会让临床医生思量，可以改善抑郁及焦虑症状的药物是否对他们有效。奥氮平和其他类似的抗精神病药常常获得人们的关注，因为一个明显低体重的人坚信自己很胖或可能会变胖，这和对抗精神病药有反应的精神分裂症及其他精神病性障碍患者拥有的想法是类似的。

为什么奥氮平被选为治疗神经性厌食症中值得研究的药物？

研究神经性厌食症的临床研究人员之所以对奥氮平感兴趣，是因为它有助于改善精神症状，比如其他精神障碍患者中存在的妄想。而神经性厌食症患者的执着想法具有与妄想类似的性质。此外,奥氮平被认为可以缓解患者的焦虑和躁动情绪,这些是神经性厌食症患者的常见症状。再者,奥氮平和体重增加有关。尽管这是其他精神障碍患者不愿拥有的副作用,但研究人员却对这个效应是否有益于神经性厌食症患者比较感兴趣,因为对神经性厌食症患者来说,增加体重太难了(尤其是在门诊治疗中最为困难)。

既往的几项小型研究都曾研究过奥氮平。在希望更明确地回答干预是否有用的大型研究之前,先进行小型试点研究(预实验)是很常见的。以往研究人员并不清楚,在服用奥氮平的人群中出现的体重增加的副作用能否使神经性厌食症患者增加体重。其他一些有体重增加副作用的药物,在应用于神经性厌食症患者的研究中时并不能引起任何系统性的体重增加。

什么是随机对照试验? 研究人员曾针对奥氮平进行过这类研究吗?

随机对照试验是一项关于一种或多种治疗方法的研究试验,研究人员把感兴趣的治疗方法和其他治疗方法进行比较,研究对象会被随机分配治疗方法或备选的条件。在药物随机

对照试验中,活性药物可能会与以下选项进行比较:

(1)其他药物;

(2)安慰剂(糖丸);

(3)一种心理治疗方法;

(4)其他治疗。

当一项治疗是和安慰剂相比较时,它被称为安慰剂随机对照试验。为了随机分配治疗方案,我们使用电脑程序模拟掷硬币的方法来为每位研究对象进行治疗分组。这种方法被认为是能回答一种药物对特定人群是否有效的最佳方法。如果研究对象不知道自己在研究期间接受的是何种治疗,研究对象被认为对治疗分组是"盲"的;同样地,如果和研究对象互动的研究人员也不知道治疗分组的情况,研究人员也被认为对治疗分组是"盲"的,那么这项研究被称为"双盲"。这是安慰剂随机对照试验的一个重要特点,因为它可以防止研究对象或研究人员有意或无意的偏倚影响研究对象的治疗反应。与知道自己接受的是非活性安慰剂或糖丸的研究对象相比,研究对象(或研究人员)如果知道自己接受的是真实的药物,他们可能会感觉受到鼓励并因而保持乐观情绪,因此会表现得更好。

本章中描述的奥氮平与安慰剂的比较是一个双盲、安慰剂随机对照试验,在这项研究中,研究人员和研究对象在研究期间均不知道研究对象服用的是奥氮平还是安慰剂。只有药师和创建随机序列的独立工作人员知晓药物的分组情况。

该研究发现奥氮平有用吗?

研究发现,与服用安慰剂的患者相比,服用奥氮平有助于低体重的门诊神经性厌食症患者适度增加体重。在精神心理症状(包括强迫观念、焦虑及其他进食障碍的想法和行为)方面,奥氮平组与安慰剂组相比并没有更多的变化。在一些躯体症状(包括夜间睡眠、集中注意力、静坐的能力等)方面,奥氮平组与安慰剂组相比产生的问题更少。

为何服用奥氮平后患者的精神心理症状无变化?

我们不清楚为何奥氮平无助于改善患者的焦虑、强迫观念(先占观念)或情绪低落等症状。我们对此也觉得奇怪,因为就像前文所提到的,体重增加本身有助于改善神经性厌食症患者的精神心理症状,而奥氮平是可以导致体重增加的。

　　一个可能的原因是体重变化太不明显以至于患者无法感受到自己的状态正在变好。另一个可能性是研究中使用的评估工具不够敏感,不能察觉患者在短期门诊治疗中可能经历的变化。而且,也有可能是这个药物仅仅影响体重,对其他方面没有产生影响。服用奥氮平的患者在服药期间应该和医生一起监测其抑郁、焦虑和其他相关症状的变化。此外,在研究人员考虑将奥氮平用于治疗神经性厌食症时,应仅仅将其作为多学科治疗(包括心理治疗、营养治疗及可能的药物治疗等)的一部分。

将奥氮平用于治疗神经性厌食症时, 其合适剂量是多少?

　　我们在治疗神经性厌食症的研究中,使用的剂量是每天10毫克奥氮平。在美国食品药品管理局批准的用于治疗其他疾病的剂量中,这个剂量是中等剂量,之所以选择这个剂量是因为在以前的一些小型研究中使用过这个剂量。

　　然而,由于认识到神经性厌食症患者可能对药物更敏感,而且他们在尝试新药时经常感到紧张,研究人员让所有患者在开始时服用较低剂量(2.5毫克)的奥氮平,并缓慢增加剂量。此外,任何报告有明显副作用(最常见的是疲乏感)的患者都可以要求减慢剂量增加的速度。结果,许多患者在试验期间都没有服用10毫克奥氮平,而是服用了更低剂量的奥氮平。患者在随机对照试验研究期间的平均最高剂量范围为每天6～7毫克。

药物的合适剂量因人而异

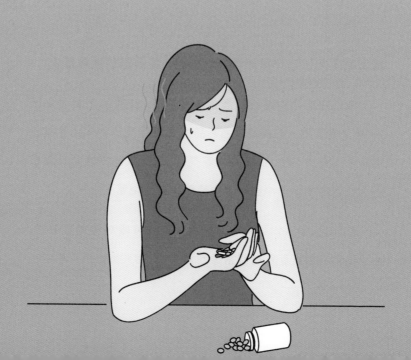

奥氮平有副作用吗?

在整个研究过程中,临床研究团队对评估疗效和可能的副作用都保持着非常谨慎的态度。研究人员每周都要询问患者有关这些可能的副作用的问题,并会采集患者的血样,以及阶段性地做其他躯体评估来检查这些可能的副作用问题。

我们很高兴地发现,与安慰剂组相比,接受奥氮平治疗的患者并没有出现更严重的副作用。事实上,就一些躯体症状来说,如入睡困难、睡眠维持困难、难以集中注意力、无法静坐等,接受安慰剂的患者比接受奥氮平的患者表现出更严重的症状。在其他人群中,奥氮平与潜在的严重代谢影响相关,如葡萄糖水平升高(就像糖尿病一样)、甘油三酯和胆固醇水平升高。但在这项研究中,奥氮平组和安慰剂组的代谢影响发生率非常低,两组间没有区别。

哪一类患者可以服用奥氮平?

在有关这项研究的出版物中,我们介绍了奥氮平这种药物具有的适中的治疗效果,并强调这种药物不应作为进食障碍这种复杂疾病的唯一干预手段。

医生可能会推荐奥氮平给那些需要帮助的神经性厌食症患者,并且除通常被推荐的行为干预以外,那些神经性厌食症患者可能需要更多的治疗(如第9章和第12章所述)。例如,对于一些接受住院治疗或居住式治疗的患者,尽管他们在监督下进食并参与治疗活动,但他们的体重并没有增加,对这些患者来说,服用奥氮平可能是有用的。这种药物也可能对门诊患者有帮助,就像这项研究中的许多患者一样,他们对住院或日间治疗等更高强度的治疗方案不感兴趣。任何正在考虑服用奥氮平的患者都应该与他们的医疗团队密切合作,首先需要确保患者病史中不存在如糖尿病、肝功能问题或血浆甘油三酯水平过高等基础性疾病,如有以上疾病,则不能服用奥氮平。

奥氮平治疗是神经性厌食症的首选治疗吗?

奥氮平治疗并不是神经性厌食症的首选治疗。在门诊或住院治疗中,医生通常首先尝试使用行为治疗。儿童和青少年神经性厌食症患者通常需要接受门诊家庭治疗(基于家庭的治疗），成人患者可能需要接受行为治疗，比如认知行为疗法（第12章介绍了这些治疗方法）。正如第9章所述，如果门诊治疗不起作用，医生通常会考虑较高级别的治疗。只有在患者从常规治疗中不能获益的时候，医生才会建议患者服用奥氮平进行治疗。

有像奥氮平一样对神经性厌食症有效的其他药物吗？

奥氮平是一类相对较新研发的药物中的一种，用于治疗像精神分裂症或双相情感障碍这样的疾病中出现的精神病性症状和情绪症状。特别之处是，这类药物被称作非典型抗精神病药或第二代抗精神病药，与传统的第一代抗精神病药如氯丙嗪、氟哌啶醇相比，这类药物的副作用相对较少。然而，这类药物中的一些其他药物，如利培酮、喹硫平、阿立哌唑等，在神经性厌食症患者中也有小样本研究，但是并没有明确证据表明这些药物可以帮助患者增加体重或改善其他症状。

奥氮平可以用在儿童和青少年神经性厌食症患者中吗？

奥氮平和其他第二代抗精神病药已经被研究用于儿童和

青少年精神分裂症和双相情感障碍患者中,而且已经得到美国食品药品管理局的批准。目前仅有一项小型研究探索了儿童和青少年神经性厌食症患者服用奥氮平的效果,该研究并未发现服用奥氮平是有效果的,也未发现服用该药物会导致产生任何问题。

目前,在临床研究中,精神科医生在儿童和青少年神经性厌食症患者的治疗计划中考虑增加奥氮平时,需要针对具体情况进行具体分析。

若患有神经性厌食症,能无限期服用奥氮平吗?

我们最近发表的研究记录了神经性厌食症患者服用奥氮平4个月后发生的变化。对神经性厌食症患者长期服用奥氮平的情况,目前我们知之甚少。患者应该只在有医生(如精神科医生、初级保健医生,或两者都有)常规随访的情况下才可以服用奥氮平。尽管我们最近的研究并没有发现与服用奥氮平有关的问题,但是我们仍建议任何服用该药物的患者都应常规监测体重、糖化血红蛋白(关注过去3个月中,血糖水平是否高于正常的血液检测指标)、胆固醇、甘油三酯、肝功能(以上这些血液指标可在一个血液样本中检测)等。

重点聚焦：一种新的药物选择

神经性厌食症是一种复杂的、危险的疾病。虽然对很多患者，尤其是年轻的、病程较短的患者来说，聚焦于行为的治疗是有效的，但还有一些患者需要其他的治疗干预。本书作者及其合作者最近完成了一项大型研究，在大龄青少年和成人神经性厌食症门诊患者中比较奥氮平和安慰剂的效果，结果发现服用奥氮平的患者体重增加速度比服用安慰剂的患者要更快。奥氮平是一种有明确证据支持的有助于神经性厌食症患者体重恢复的药物，当其他治疗效果不佳或无法获得其他药物时可考虑使用该药物。

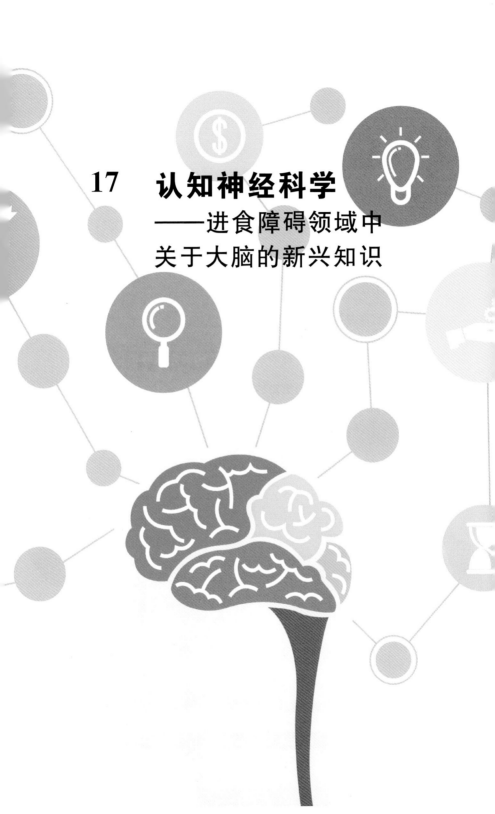

17 认知神经科学
——进食障碍领域中关于大脑的新兴知识

认知神经科学作为一门新兴的跨学科研究领域,旨在了解人们思维和行为背后的生物学过程,尤其关注参与心理过程的大脑连接。认知神经科学的研究工具包括神经心理学评估(如注意力、记忆力或思维灵活性的标准化评估等)和成像技术,如功能性磁共振成像(functional magnetic resonance imaging, fMRI),通过检测与血流有关的变化来评估大脑活动。

这是一个令人兴奋的研究领域,因为它给我们提供了识别进食障碍行为背后的机制的潜在方法,然后针对这些机制制定

磁共振成像有助于了解大脑活动

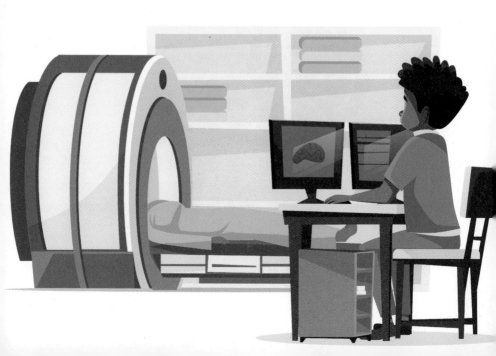

出干预手段。然而,这种研究是相对较新的研究方法,而且它涉及复杂的技术,比如,测量人们躺在磁共振成像机中时对认知挑战或任务的反应,同时获得他们大脑活动的图像。因此,相对于需要进一步研究的内容,我们在描述已知的内容时非常谨慎。虽然在这里我们会通过思维过程来组织科研结果,但是没有一种神经心理学功能是真正独立的。比如,决策任务的表现取决于个体专心完成任务和记住指令的能力。

人们正在研究进食障碍患者的哪些大脑活动?

研究人员试图更多地了解进食障碍患者的大脑活动,一般重点关注患者大脑解决问题的方式。因为进食障碍会持续很长时间,很多人对被称为执行功能(有时也被称为认知控制)的特殊过程尤其感兴趣。执行功能是由大量心理过程组成的,这些过程允许人们接受新信息、处理这些信息,并利用这些信息来指导人们根据目标采取行动。执行功能包括多个领域(详见表 17.1):

(1)抑制控制;

(2)认知灵活性(或定势转移);

(3) 中心信息整合能力;

(4) 注意偏向;

(5) 工作记忆;

(6) 决策制定。

表 17.1 一些执行功能方面的定义

过程	定义
抑制控制	抑制或中断反应的能力;
	认知抑制是从工作记忆中过滤掉不相关信息的能力;
	行为抑制是抑制不恰当的行为反应的能力;
	反应抑制是停止一个已经开始的行为反应的能力
认知灵活性 (或定势转移)	根据情境的需求去转换想法或行为的能力(如在一个正在进行的任务中能适应规则的变化);
	认知灵活性对在不断变化的环境中调节自己的行为至关重要;
	灵活性差的特点是解决问题的能力差,如行为刻板、模式化等
中心信息整合能力	在信息处理中,对细节与对整体信息的关注程度的对比;
	中心信息整合能力弱的表现是相对于更广阔的内容(如森林)而言,更关注细节信息(如树木)
注意偏向	过分关注环境中的某些信息来源的倾向

续表

过程	定义
工作记忆	能在大脑中记住信息、处理信息，并利用这些信息去指导行为； 由语言和非语言(视觉空间)部分组成
决策制定	由评估刺激(如评价)、行为选择、行为执行、结果评估和偏好形成等组成的一系列过程

　　使用这种方法探讨大脑活动，我们可以想象出(并通过我们的患者体验到)进食障碍人群如何呈现出特殊的思维方式的示例。比如，像在第 1 章中提到的，一名患有神经性贪食症的女性在评价自己时可能会极度关注自己的体重，而不是使用一系列更广泛的特质(如中心信息整合能力弱)。一名患有神经性厌食症的男性可能会关注文章中最新的时尚饮食，而不会注意到他家人对使他处于危险状态的体重的担心(注意偏向)，尽管他已经达到最初的(低)体重目标，并且正在经历由此带来的对身体不利的后果，但他还是会避免食用脂肪(定势转移能力差)。一个患有以暴食为特征的进食障碍(比如神经性贪食症或暴食障碍)的人会描述自己"一旦开始进食，就完全无法停下来"(抑制控制能力差)。

虽然我们还不知道上述这些处理过程中出现的问题是否会促进或维持进食障碍,以及如何促进或维持进食障碍,但在迄今为止的科学研究中,我们确实发现了一些令人信服的关于思维模式和大脑活动的介绍。

抑制控制

研究表明,进食障碍处于一种从抑制到脱抑制的连续谱中:限制型的进食障碍(比如神经性厌食症和回避性／限制性食物摄入障碍)的特点是对进食的极度强烈的抑制,而暴食行为突出的进食障碍(如神经性贪食症、暴食障碍及其他特定的喂养和进食障碍)的特点是经常出现无法抑制进食欲望的反应。在暴食型进食障碍中,当任务中涉及包含食物、体重或体形有关的信息时,患者似乎很难抑制或中断这个反应。但是,进食障碍患者所面临的挑战远不止此,暴食／清除型神经性厌食症患者在抑制控制方面会遇到更大的困难。大多数时间,这些人严格限制食物摄入,表现出非常强烈的抑制控制,但是有时,他们会失控地暴食,这表明他们在抑制控制功能方面存在缺陷。现在人们还不清楚大脑运行中为什么会出现这一巨大波动。

认知灵活性(或定势转移)

与没有患进食障碍的人相比,患有神经性厌食症、神经性贪食症和暴食障碍的人,似乎很难调整思维或行为以应对特定情况下不断变化的需求。一些科学家认为这种刻板性是可遗传的生物学特征,会增加一个人患神经性厌食症的概率。理论上,这种特征会促进固化的、强迫的行为。确实,这种特征已经被广泛研究,而且在患有这种疾病的人群中被重复描述过。大量研究发现,患有神经性贪食症和暴食障碍的人在定势转移功能方面存在缺陷,这表明这一特征在进食障碍中可能是相对非特异性的。

中心信息整合能力

进食障碍患者,尤其是神经性厌食症患者,会过多地聚焦细节,相对而言很难关注大局,这一假设已经得到了多个研究的证实。

注意偏向

正如前文所提到的,一些患者被诊断为患有进食障碍的部分原因是他们对自己的体重、体形和食物的过分关注。已有强有力的证据表明，与未患有进食障碍的人相比，患有进食障碍的女性存在注意偏向问题。对患有进食障碍的人来说，影响他们的重要信息包括食物图片，与身体相关的图像，描述体重和体形的正面或负面的词语，等等。该领域最近的研究旨在澄清注意偏向的本质（如对特定信息的高度警觉或回避）。

工作记忆

进食障碍中有关记忆的部分还有待研究，现有的大部分研究是在神经性厌食症人群中进行的。研究结果不一，很少有研究探讨其他因素对记忆的潜在影响，比如饥饿、病程、症状严重程度，或同时发生的可能会影响记忆的精神疾病（如抑郁症和焦虑症等）。

决策制定

这是一个需要进食障碍研究人员多多探索的领域。这可能是因为这些疾病的核心症状，包括：

（1）尽管有证据表明需要患者做出改变，但其仍然坚持保

留之前的行为习惯(如尽管受伤,仍强迫运动;或尽管体重极低,仍限制进食);

(2)目标和行为之间的不匹配(如尽管追求消瘦的体形,但仍然暴食)。

在决策制定和进食障碍的研究中发现了多个主题。首先,对神经性贪食症患者来说,易冲动是最突出的表现。其次,神经性厌食症患者表现出更强的延迟奖赏的能力(如延迟折扣表现,即需要等待的时间越长,感觉得到的结果的价值越低),尽管在超重组和肥胖组的对照实验中,暴食障碍患者的延迟奖赏的能力差异不太明显,但仍有一些证据显示暴食障碍患者表现出更弱的延迟奖赏的能力。

认知神经科学如何指导进食障碍的治疗?

从最初在实验室通过磁共振成像扫描仪进行研究到最终建成治疗室投入治疗,这之间的路可能非常漫长,但却是令人兴奋的。为了进一步说明,我们将会详细介绍一个过去几年我们一直在哥伦比亚大学进行的关于神经性厌食症的研究项目。

问题

虽然神经性厌食症的病因很复杂,每个患者的情况都不一样,但是他们的关键行为问题是一样的:神经性厌食症患者进食不足,因而难以维持健康的体重。而且他们中的很多人,即使决定想要变得更健康和多吃一些时,也会发现他们很难改变自己的行为。从神经科学的角度提出的疑问是:他们的大脑正在经历什么?

实验

乍一看,要回答这个问题几乎是不可能的,因为你如何去研究人们没有做什么呢? 然而,在一些顶尖的、非常有智慧的神经学家的帮助下,我们发现了重塑这个问题的办法,即将问题聚焦在人们决定吃什么食物的决策上。经历一番周折之后,我们设计出了一个实验,向人们展示 76 张食物图片,其中有一半的食物脂肪含量较高,比如巧克力蛋糕,而另一半的食物脂肪含量较低,比如芹菜。

想象一下:将电脑屏幕上的食物图片展示给人们看三次。第一次,展示每张食物图片给人们看了之后,要求他们评价这种食物有多健康。第二次,打乱食物照片的顺序后展示给他们看,要求他们评价这种食物的味道怎么样。然后第三次,实验人员选择一种健康和口味都被评价为中性的食物作为参考食物。所有食物照片会被再次展示,但是成对出现,参考食物总是在左侧,另一种食物在右侧。人们会被要求做出选择,即选择吃右侧的食物还是左侧的食物(见图17.1)。

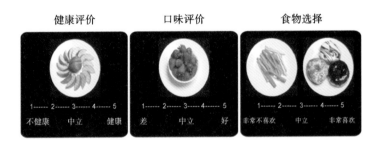

图 17.1　食物选择任务中的三个阶段的图片示例

结果

如我们所期望的,这个相对简单的任务提供给我们很多关于人们进食的信息。在一项对比神经性厌食症患者和非神经性厌食症患者的进食模式的研究中,我们发现两组人都认为高脂肪食物不如低脂肪食物健康。非神经性厌食症患者认为高脂肪食物看起来和低脂肪食物一样美味,但神经性厌食症患者则认为高脂肪食物没那么美味。而且，不足为奇的是，与非神经性厌食症患者相比，在面对参考食物时，神经性厌食症患者更不可能选择高脂肪食物。比如，神经性厌食症患者的参考食物是葡萄，而非神经性厌食症患者的参考食物是酸奶；平均而言，神经性厌食症患者选择高脂肪食物而不是葡萄的可能性，要比非神经性厌食症患者选择高脂肪食物而不是酸奶的可能性小得多。

神经性厌食症患者会限制热量的摄入

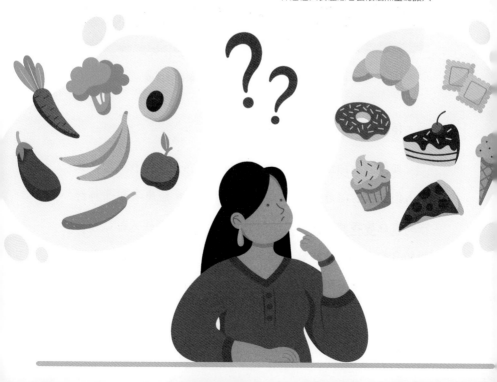

这些都不足为奇。事实上，这项任务的一个极好的特点是——它只涉及对食物图片进行评价，这很好地捕捉到了神经性厌食症患者的关键行为，即限制热量的摄入。

大脑

为了观察人们在决定吃什么时大脑中发生了什么，我们让患有和未患有神经性厌食症的人在接受核磁共振扫描时执行了这项任务。然后我们可以观察他们的大脑的哪个区域是活跃的。一个重要的结果是，神经性厌食症患者在选择食物时使用了不同的大脑区域。这些区域似乎尤其与自动决策有关。这些结果表明，在神经性厌食症患者中，选择吃低脂肪食物和避免吃高脂肪食物已成为习惯，是一种无需思考的本能反应。

这可能意味着什么?

我们质疑这一看法，即在生病之前，正逐步发展成神经性厌食症的人会使用大脑的不同区域来决定吃什么。相反，我们认为这种变化是随着疾病的发展和持续而发生的。这是很重要的，因为它表明，在某些重要的方面，大脑因神经性厌食症而重新连接。这并不意味着这种改变是永久的，但它确实表明了患者限制进食的习惯是多么的根深蒂固，以及为什么他们重新学习如何正常进食并完全康复是如此困难。

我们如何利用我们的发现来开发新的干预措施？

基于我们的实验结果，我们接下来要问的是：如果大脑中的重新连接可以部分解释神经性厌食症患者相关进食行为的持续存在，甚至可以部分解释神经性厌食症患者进食正常化的困难程度，那么已知的有助于改变高度自动化行为的策略能成为解决方案的一部分吗？

为了验证这个观点，我们采用了一种简单的行为干预——调节情绪和改变习惯来治疗神经性厌食症。在调节情绪和改变习惯这一项目中，参与研究的心理治疗师与患者合作，以加强患者对行动前诱因的意识，抑制无益的习惯，建立新的习惯，并通过练习技巧来应对行为改变的困难部分。我们比较了调节情绪和改变习惯与支持性心理疗法的效果差异。在我们的住院部接受治疗的 22 名成人神经性厌食症患者参与了这项研究。他们得到的具体干预是随机选择的，但每名患者在住院的 4 周内都接受了 12 次指定的干预。为了观察治疗是否有效以及效果如何，参与者完成了关于习惯强度和进食障碍的想法和态度的问卷调查,并在研究开始和结束时在我们的研究环境中吃了一顿饭。我们发现,与支持性心理治疗组相比,调节情绪和改变习惯组在习惯强度(即习惯强度降低)和进食障碍的想法和态度方面有更大的改善。在我们的研究环境下,调节情绪和改变习惯组的进食状况也更好一些,尽管这个效应在统计学上并不太显著。

这是一项概念验证研究,尽管只是初步研究,但结果还是令人鼓舞的。展望未来,我们希望更积极地测试这些干预措施。与此同时,这是一个很好的例子,说明了包括认知神经科学在内的一系列研究是如何发展的。

还有其他的例子吗?

我们绝不是唯一进行这类研究的团队。事实上,许多其他的研究团队也在进行类似的系列化研究,以试图了解大脑中支持进食障碍发展和持续的影响因素。简单地说,这里有几个例子:

(1)西奈山伊坎医学院(Icahn School of Medicine at Mount Sinai)的研究人员正在探索与食物回避有关的大脑回

路,以及神经性厌食症患者是否是从行为的角度无意识地学会了将食物视为令人厌恶的东西,这是一种难以改变的思维方式。他们同时在测试一种干预方法,该方法将使用内感受暴露原理,在患者体验厌恶感的过程中训练他们身体的感受,看看这是否有助于减少他们对食物的回避。

(2)科罗拉多大学(University of Colorado)的研究发现,神经性厌食症患者在完成学习任务时大脑活动异常,这可能是由于饥饿的影响。这类问题可能会引发焦虑,使人们更难改变原有的思维和行为模式。

(3)加州大学圣迭戈分校(University of California at San Diego)的研究发现,与从未患过进食障碍的女性相比,有神经性贪食症病史的女性即使是在康复之后,她们的大脑对少量食物也会做出更积极的反应。也许对甜味反应更强烈的倾向会让这些人更难停止进食。

重点聚焦:认知神经科学

在过去的几十年里,研究人员在理解大脑如何运作、如何决定该采取什么行为方面变得越来越有经验。现在,通过学习哪些行为产生的"犒赏"最多，我们可以建立精确的数学模型，进而了解信息是如何在（相对简单的）实验中积累起来的。近年来，这些方法已经扩展应用到行为障碍，包括进食障碍领域。使用这种方法的同时，结合功能性磁共振成像来检测人们在积极地做决定时（包括吃什么时）大脑的活动，为人们对这些疾病有新的和更深入的理解及改善治疗效果提供了希望。

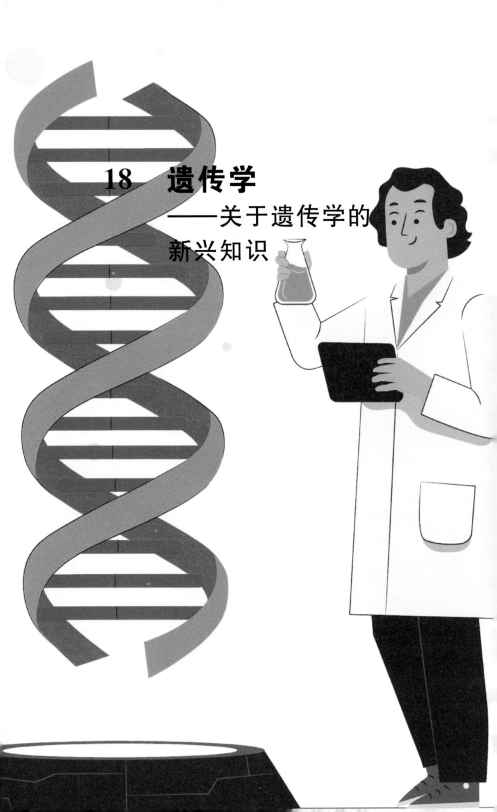

18 遗传学
——关于遗传学的新兴知识

正如我们在第 4 章所述,进食障碍有家族聚集倾向。其中一个原因是,我们从父母那里遗传的基因会增加患进食障碍的风险。确切地说,不仅在进食障碍领域,而且在所有的医学领域,这都是一个热门的研究课题。在本章中,我们将探索这项研究是如何进行的,以及到目前为止它揭示了什么。

什么是基因?

首先,基因是有遗传效应的 DNA 片段,在每个细胞的细胞核中以被称为染色体的线状结构连接在一起。人类的每个细胞都有 23 对染色体,每对染色体中,有一条来自母亲,另一条来自父亲。23 对染色体中有一对是性染色体,男性和女性的区别在于:对男性来说,这对染色体中一条是 X 染色体,一条是 Y 染色体;女性则两条都是 X 染色体。染色体中的 DNA 是一个非常长的字符串,由 4 个非常相似的化学构建块(分子)构成一个含有 4 个字母(A、T、C、G)的字母系统。人类 DNA 包含大约 30 亿个这样的字母,因此包含了大量的信息,奇迹般地为每个人的独特性提供了基础。

我们的基因有什么作用？

DNA 中的 A、T、C 和 G 字母序列阐明了细胞如何构建特定蛋白质的指令。人类 DNA 中大约有 2 万个控制蛋白质生产的基因，但这些基因只占 DNA 的 1％～2％。DNA 中其余 99％的基因参与调节蛋白质的生成时间、方式和数量，而有些基因可能是不表达的。

基因几乎决定了一个人的方方面面：身高、头发颜色及易患何种疾病等。

如何研究基因？

大量的科学努力（和资金）已经投入到研究方法的开发上，以快速而廉价地读取人们的 DNA 信息。实现这一目标的常用方法是检测所谓的单核苷酸多态性（single nucleotide polymorphism，SNP）。当 DNA 字母序列中的一个字母与染色体上通常位于该位置的字母不同时，单核苷酸多态性就发生了。例如，通常出现 A 的地方出现了 G。

单核苷酸多态性是非常普遍的，人类基因组上大约有 300 万个甚至更多的单核苷酸多态性，这些单核苷酸多态性大多发生在 DNA 的某些不会产生蛋白质的部分，因此可能没有功能意义。所以，在大多数情况下，它们只是 DNA 链上无意义的标记。但是，通过识别数以百万计的单核苷酸多态性，基因图谱技术可以确定一个人的 DNA 在多大程度上和另一个人的 DNA 相似。这很重要，因为通过使用单核苷酸多态性，我们可以比较患有某种疾病的人的 DNA 或未患有这种疾病的人的 DNA，从而确定哪段 DNA 包含的基因增加了患该病的概率。

单核苷酸多态性如何帮助科学家找出有问题的基因的位置？

这里有一个虚构的例子。让我们想象一下，某人从母亲那里继承了一个 13 号染色体上有问题的基因。结果发现，在母亲的 13 号染色体上有一个单核苷酸多态性，我们称之为 1 号单核苷酸多态性，它离有问题的基因不远。如果是这个基因本身的问题导致了疾病，当我们对很多患有这种疾病的人进行 DNA 序列检测时，我们会发现，与未患有这种疾病的人相比，患有这种疾病的人中有 1 号单核苷酸多态性的人更多，然而，并不是 1 号单核苷酸多态性导致了该疾病,而是因为它靠近有问题的基因。有一些疾病(例如神经性疾病亨廷顿病,又称亨廷顿舞蹈病)是由单个有问题的基因引起的,但是这种被称为常染色体显性遗传的遗传模式相当罕见。在过去的几十年里,人们已经清楚地认识到,大多数复杂的人类疾病,如肥胖、高血压和进食障碍等,都与许多单核苷酸多态性有关,也就是与许多基因有关。

有关基因和精神障碍(包括进食障碍),我们还了解到了哪些信息呢?

在精神障碍的研究中,最大的努力可能是致力于理解精神分裂症的遗传因素,相比进食障碍,精神分裂症更容易受基因影响。最近的研究表明,人类 DNA 中至少 250 个基因位点的变异会增加患精神分裂症的风险。一个重要的提示是,每个单独的位置或基因本身对增加疾病的风险只起很小的作用,而且也不存在精神分裂症基因。

由于单个基因的作用是如此之小,因此研究中必须从大量患有或未患有某种疾病的个体中获取 DNA。在精神分裂症研究中,样本量可能包括 5 万到 10 万个患者,同时还需要相似数量的未患有精神分裂症的个体作对比! 同样,在这类研究中发现的大多数关联是在疾病风险和一个单核苷酸多态性(染色体上一个位置的标记)之间,而不是疾病风险与某个基因本身之间。然而,在少数情况下,风险基因已经被识别出来,这些基因通常参与了调控大脑早期发育的基本过程。

在进食障碍领域,几乎所有新近的遗传学研究都集中在神

基因研究对治疗进食障碍的作用

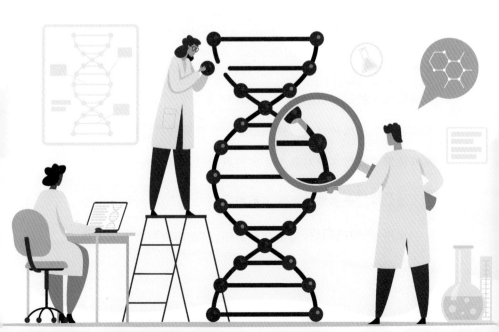

经性厌食症领域,并且一些大型研究直到现在才得到结果。这些研究结果很可能与其他复杂疾病(如精神分裂症)的研究结果大致相似——也就是说,不会存在任何神经性厌食症基因。相反,在多条染色体上有多个位置,每个位置都会让患者增加患这种疾病的风险。与这些部位相关的基因可能与微妙的人格特征或一个人想要增重或减重的生物学倾向有关。也有可能是基因影响了人们对环境中发生的事情的反应程度,比如转到新学校的压力等,这都会导致发生进食障碍。

最后,基因研究可以帮助识别哪些人患进食障碍的风险更大,哪些人可能得益于早期干预,也许基因研究还将有助于确定哪些人可能对某种特定类型的治疗产生特别好的反应,比如特定类型的药物(第 11 章中有更多的关于不同类型的药物及其工作原理的内容)。

重点聚焦:遗传学因素

我们从父母那里继承的基因在决定我们是谁方面起着巨大的作用,包括我们的身高、我们的眼睛颜色、我们的性格等几乎所有的人类特征。基因也有助于确定谁更容易患上大多数疾病,包括进食障碍。但是,重要的是要强调,无论一个人遗传了什么基因,都不会直接导致他患上进食障碍。基因间的相互作用,以及基因与我们生活中发生的许多事情的相互影响,以某种非常复杂的方式决定着哪些人更有可能出现进食问题,而哪些人则不太会遭遇这些问题。

参考资料

图书

Astrachan-Fletcher, Ellen, and Michael Maslar. *The Dialectical Behavior Therapy Skills Workbook for Bulimia : Using DBT to Break the Cycle and Regain Control of Your Life*. Oakland, California: New Harbinger Publications, 2009.

Brown, Harriet. *Brave Girl Eating : A Family's Struggle with Anorexia*. New York: Harper Collins Publishers, 2010.

Crosbie, Casie, and Wendy Sterling. *How to Nourish Your Child Through an Eating Disorder : A Simple, Plate-*

by-Plate Approach to Rebuilding a Healthy Relationship with Food. New York: The Experiment Publishing, 2018.

Fairburn, Christopher G. *Overcoming Binge Eating: The Proven Program to Learn Why You Binge and How You Can Stop*. 2nd edition. New York: Guilford Press, 2013.

Liu, Aimee. *Gaining: The Truth about Life after Eating Disorders*. New York: Hachette Book Group, 2008.

Liu, Aimee. *Restoring Our Bodies, Reclaiming Our Lives: Guidance and Reflections on Recovery from Eating Disorders*. Boston, Massachusetts: Trumpeter Books, 2011.

Lock, James, and Daniel Le Grange. *Help Your Teenager Beat an Eating Disorder*. 2nd edition. New York: Guilford Press, 2015.

Muhlheim, Lauren. *When Your Teen Has an Eating Disorder: Practical Strategies to Help Your Teen Recover from Anorexia, Bulimia, and Binge Eating*. Oakland, California: New Harbinger, 2018.

Safer, Debra L. , Sarah Adler, and Philip C. Masson. *The DBT Solution for Emotional Eating: A Proven Program to Break the Cycle of Bingeing and Out-of-Control Eating*. New York: Guilford Press, 2018.

Schaefer, Jenni. *Goodbye ED, Hello Me: Recover from Your Eating Disorder and Fall in Love with Life*. New York: McGraw Hill, 2009.

Schaefer, Jenni. *Life without ED: How One Woman Declared Independence from Her Eating Disorder and How You Can Too*. New York: McGraw Hill, 2004.

Taitz, Jennifer L. *End Emotional Eating: Using Dialectical Behavior Therapy Skills to Cope with Difficult Emotions and Develop a Healthy Relationship to Food*. Oakland, California: New Harbinger Publications, 2012.

Thomas, Jennifer J. , and Jenni Schaefer. *Almost Anorexic: Is My (or My Loved One's) Relationship with Food a Problem?* Center City, Minnesota: Hazelden/Harvard University, 2013.

Waller, Glenn, Victoria Mountford, Rachel Lawson, Emma

Gray, Helen Cordery, and Hendrik Hinrichsen. *Beating Your Eating Disorder: A Cognitive-Behavioral Self-Help Guide for Adult Sufferers and Their Carers.* Cambridge, United Kingdom: Cambridge University Press, 2010.

Walsh, B. Timothy, and Deborah R. Glasofer. *If Your Adolescent Has an Eating Disorder: An Essential Resource for Parents (Adolescent Mental Health Initiative).* 2nd edition. New York: Oxford University Press, May 2020.

Wilhelm, Sabine. *Feeling Good about the Way You Look: A Program for Overcoming Body Image Problems.* New York: Guilford Press, 2006.

文章

Attia, E. , J. Steinglass, B. T. Walsh, Y. Wang, P. Wu, C. Schreyer, J. Wildes, Z. Yilmaz, A. Guarda, A. Kaplan, and M. Marcus. Olanzapine versus Placebo in Outpatient Adults with Anorexia Nervosa: A Randomized Clinical Trial. *American Journal of Psychiatry.* 2019; 176:

449-456.

Foerde, K. , J. Steinglass, D. Shohamy, and B. T. Walsh. Neural Mechanisms Supporting Maladaptive Food Choices in Anorexia Nervosa. *Nature Neuroscience*. 2015; 18;1571-1573.

Steinglass, J. E. , L. A. Berner, and E. Attia. Cognitive Neuroscience of Eating Disorders. *Psychiatric Clinics of North America*. 2019; 42;75-91.

Bulik, C. M. , L. Blake, and J. Austin. Genetics of Eating Disorders; What the Clinician Needs to Know. *Psychiatric Clinics of North America*. 2019; 42(1);59-73.